Kavya Purohit
Vasudha Sodani
Anvi Shah

Inteligência artificial em odontopediatria

Kavya Purohit
Vasudha Sodani
Anvi Shah

Inteligência artificial em odontopediatria

ScienciaScripts

Imprint

Cover image: www.ingimage.com

This book is a translation from the original published under ISBN 978-620-5-49720-3.

Publisher:
Sciencia Scripts
is a trademark of
Dodo Books Indian Ocean Ltd. and OmniScriptum S.R.L publishing group

120 High Road, East Finchley, London, N2 9ED, United Kingdom
Str. Armeneasca 28/1, office 1, Chisinau MD-2012, Republic of Moldova, Europe
Managing Directors: Ieva Konstantinova, Victoria Ursu
info@omniscriptum.com

Printed at: see last page
ISBN: 978-620-8-50098-6

Índice

LISTA DE ABREVIATURAS

Sr. No.	Abbreviations	
1	AI	Artificial Intelligence
2	ML	Machine Learning
3	ANN	Artificial Neural Network
4	CNN	Convolutional Neural Network
5	SNARC	Stochastic Neural Analog Reinforcement Calculator
6	DENDRAL	Dendritic Algorithm
7	DEC	Digital Equipment Corporation
8	FDA	Food and Drug Administration
9	IBM	International Business Machines
10	ALS	Amyotrophic Lateral Sclerosis
11	DOF	Degrees of Freedom
12	ChatGPT	Chat Generative Pre-trained Transformer
13	RL	Reinforcement Learning
14	DL	Deep Learning
15	RNN	Recurrent Neural Networks

16	NN	Neural Networks
17	LSTM	Long Short-Term Memory
18	GRU	Gated Recurrent Unit
19	GANs	Generative Adversarial Networks
20	SOMs	Self-Organizing Maps
21	RVG	RadioVisioGraphy
22	IOPA	Intra Oral Periapical
23	CBCT	Cone-Beam Computed Tomography
24	2D	Two-Dimensional
25	OPG	Orthopantomography
26	VRF	Vertical Root Fractures
27	WL	Working Length
28	CAD/CAM	Computer-Aided Design/Computer-Aided Manufacturing
29	S-Octree	Sparse Octree
30	TMJ	Temporomandibular Joint
31	CT	Computed Tomography
32	MRI	Magnetic Resonance Imaging

33	OPMDs	Oral Potentially Malignant Disorders
34	SVM	Support Vector Machine
35	DT	Decision Tree
36	VSCs	Volatile Sulfuric Compounds
37	PBL	Periodontal Bone Loss
38	GA	Genetic Algorithms
39	PRs	Panoramic Radiographs
40	PROMIS	Patient-Reported Outcomes Measurement Information System
41	COHSI	Children's Oral Health Status Index
42	ECC	Early Childhood Caries
43	SNPs	Single Nucleotide Polymorphisms
44	CRPM	Caries Risk Prediction Model
45	RF	Random Forest
46	AR	Augmented Reality

INTRODUÇÃO

"A Inteligência Artificial não substitui a inteligência humana; é uma ferramenta para ampliar a criatividade e o engenho humanos."

- Fei Fei Li

Uma das partes mais fascinantes do corpo, o cérebro, há muito que desperta o interesse de cientistas e investigadores. A Inteligência Artificial (IA) é uma criação inovadora que reflecte as funções cognitivas humanas e que tem atraído a atenção de todo o mundo.[1] Define-se como "a teoria e o desenvolvimento de sistemas informáticos capazes de realizar tarefas que normalmente requerem a inteligência humana, como a perceção visual, o reconhecimento da fala, a tomada de decisões e a tradução entre línguas."[2] John McCarthy introduziu originalmente este domínio da informática aplicada, conhecido como Inteligência Artificial, em 1956.[3] Durante muitos anos, os cientistas têm trabalhado incansavelmente para fazer avançar a "Inteligência Artificial".[4] Com a utilização generalizada de dispositivos electrónicos para ajudar a vida das pessoas de forma abrangente, os dados registados por esses dispositivos tornaram possível utilizar e analisar facilmente os dados provenientes desses dispositivos electrónicos através da IA.[2] Siri, Alexa e outros dispositivos de comando de voz são apenas alguns exemplos de aplicações que criaram interfaces de utilizador inteligentes para qualquer dispositivo, muito populares nos últimos tempos.[5] A IA está a florescer e a expandir-se rapidamente em todos os sectores. Pode aprender com os conhecimentos humanos e efetuar trabalhos que normalmente requerem inteligência humana.

A IA virtual e a IA física (ou seja, a robótica) são ambas aplicáveis no domínio dos cuidados de saúde. O primeiro robô cirúrgico, PUMA 560, foi utilizado num procedimento de biopsia cerebral. Este procedimento teve lugar em 1985, quando a robótica começou a ser implementada para reduzir o movimento devido a tremores nas mãos.[6] O robô "YOMI" é o primeiro robô de implantes dentários autónomo do mundo a ser utilizado.[7] A Inteligência Artificial também estende as suas utilizações aos diagnósticos por imagem médica e dentária, ao apoio à decisão, à medicina de precisão e digital, à descoberta de medicamentos, à tecnologia vestível, à monitorização hospitalar, aos assistentes robóticos e virtuais.[8] Do ponto de vista da medicina dentária, as aplicações da IA podem ser classificadas principalmente em diagnóstico, tomada de decisões, planeamento do tratamento e previsão dos resultados do tratamento. Entre todas as aplicações da IA em medicina dentária, a mais popular é o diagnóstico. A IA pode ser considerada uma ferramenta valiosa para ajudar os dentistas e os clínicos a reduzir a sua carga de trabalho através de um diagnóstico mais exato e eficiente. Para além de diagnosticar doenças utilizando uma única fonte de informação dirigida a uma doença específica, a IA pode aprender a partir de múltiplas fontes (dados multimodais) para diagnosticar para além das capacidades humanas.[2] O programa de inteligência artificial pode antecipar a doença ou o seu prognóstico através da análise de genes, da priorização de factores de risco ou da previsão de resultados.[1]

A IA inspira-se na inteligência humana e ajuda-nos a compreender o que não sabemos. Aprende com a experiência, adapta-se a situações inesperadas e adquire uma compreensão mais profunda.[9] Como mostra a Figura 1, a Aprendizagem Automática (AM) é um subconjunto da Inteligência Artificial que prevê o resultado com base no conjunto de dados que lhe é fornecido utilizando algoritmos, como as Redes Neuronais Artificiais (RNA).[10] As redes neuronais são basicamente um conjunto de algoritmos que calculam sinais através de neurónios artificiais. O seu objetivo é criar redes que funcionem como o cérebro humano, por exemplo, na resolução de problemas. Numa rede neuronal tradicional, uma camada (ou nível) de entrada é constituída por uma ou mais subcamadas que comunicam dados através de sinapses às duas camadas ou ao nível intermédio "oculto". Esta camada é constituída por uma arquitetura de neurónios com várias camadas. As redes neuronais artificiais que foram treinadas podem reconhecer padrões úteis em dados brutos e responder com uma saída apropriada. A aprendizagem profunda é a componente da aprendizagem automática que utiliza a rede com diferentes camadas computacionais numa rede neural profunda para analisar os dados de entrada, incluindo o reconhecimento de voz. O seu objetivo é construir uma rede neural que identifique automaticamente padrões e melhore a deteção de caraterísticas.[11] A aprendizagem profunda também é conhecida como Rede Neural Convolucional (CNN), que é predominantemente responsável pela visão computacional.[12] Assim, a CNN é utilizada principalmente em medicina dentária para processar imagens grandes e complexas, tornando o processo de diagnóstico mais preciso.[13] A CNN é capaz de detetar estruturas anatómicas e patologia; separando os achados normais e anormais; e também categorizá-los em classificação. Por exemplo, a CNN é utilizada para detetar cáries dentárias na posição exacta do dente.[14] Também melhora o desempenho das imagens de radiologia dentária. Assim, o campo de investigação mais potencial neste domínio é, sem dúvida, a utilização da aprendizagem profunda em medicina dentária.

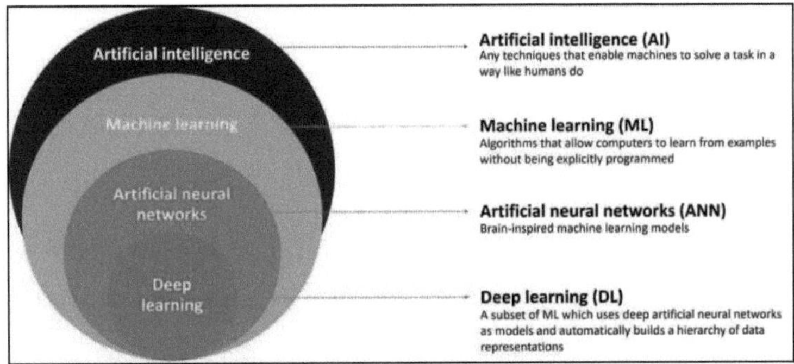

Figura 1: Diagrama esquemático da relação entre a IA e os seus subconjuntos

Além disso, a ciência dos dados é um processo de análise de dados e de extração de informações a partir dos dados analisados.[15] O Big Data analisa uma enorme quantidade de dados que se está a expandir de forma constante na direção certa ao longo dos anos para fornecer aos consumidores informações corretas.[16] Uma vez que estas técnicas permitem a descoberta de padrões específicos a partir de bases de dados maciças de imagens, podem ajudar na construção de sistemas de apoio à tomada de decisões de elevado desempenho. Devido às suas poderosas capacidades de análise de dados, estes algoritmos virtuais melhoram a precisão e a eficácia do diagnóstico dentário e geram representações visuais para orientar as instruções de tratamento anatómico. Por isso, é extremamente importante que os serviços de saúde sejam informatizados, a fim de reduzir a inconsistência do tratamento e melhorar a sua qualidade.[17]

A IA tem vindo a modernizar os aspectos tradicionais da medicina dentária e tem várias utilizações potenciais em odontopediatria, o que poderá mudar a face da prática pediátrica comportamental no futuro, como nas radiografias panorâmicas, o sistema de IA revelou-se bem sucedido no reconhecimento e contagem dos dentes primários das crianças. Além disso, a IA é útil na identificação forense como uma ferramenta que poupa tempo e ajuda o clínico.[18] Os algoritmos de aprendizagem automática também se tornarão mais complexos ao longo do tempo, à medida que forem utilizados maiores conjuntos de dados. A movimentação dentária ortodôntica precoce também está a ganhar força, com aparelhos personalizados e orientados por IA que são mais aceitáveis para a geração mais jovem. A tensão mental e física que recai sobre o odontopediatra devido às longas horas de gestão da criança pode comprometer a qualidade do serviço, que é um dos factores humanos mais motivadores que apoiam a necessidade de automatização. A medicina dentária de restauração com recurso à IA, com desenho assistido por computador e tecnologia de fabrico assistida por computador, está bem estabelecida e seria um benefício estético e de tempo para as restaurações pediátricas. O novo e melhor caminho para a prática da pedodontia sem injecções é o controlo da dor com dispositivos com IA. A IA também pode ser utilizada para melhorar o processo de ensino e aprendizagem, tanto para os estudantes como para os pacientes.[17]

A inovação mais recente é uma cadeira dentária com comando de voz que não exige que o médico faça nada fisicamente. Os comandos de voz são utilizados para todas as operações. Em breve, as cadeiras dentárias poderão monitorizar os sinais vitais do paciente, o seu nível de ansiedade, o seu peso e a duração do processo, ao mesmo tempo que confortam o paciente, avisam os médicos operadores se forem encontradas variações, etc.[19] Por último, mas não menos importante, uma das utilizações mais criativas da IA é no domínio da "bioimpressão", que permite criar tecidos vivos e até órgãos em camadas finas e sucessivas de células e que, um dia, poderá ser utilizada para reconstruir tecidos orais duros e moles que se perderam devido a causas patológicas ou não intencionais.[20] Assim, a IA pode aprender para além dos conhecimentos humanos e é uma tecnologia emergente utilizada em medicina dentária com elevada precisão e eficiência. Por isso, é utilizada como uma ferramenta suplementar eficaz para aliviar o fardo dos dentistas na sua prática de rotina.

Assim, esta dissertação de biblioteca centra-se no desenvolvimento da Inteligência Artificial na medicina dentária ao longo dos tempos, explorando subconjuntos de IA, aprofundando as suas aplicações em vários campos da medicina dentária. Especificamente, examina a utilização da IA em Odontopediatria, ao mesmo tempo que aborda os desafios associados à implementação da IA neste domínio especializado. Oferece, assim, informações valiosas para o avanço e a integração efectiva da Inteligência Artificial no domínio da medicina dentária.

HISTÓRIA

"A necessidade é a mãe da invenção".

- Platão

Os robots inteligentes e os seres artificiais apareceram pela primeira vez nos mitos gregos da Antiguidade. O desenvolvimento do silogismo por Aristóteles e a sua utilização do raciocínio dedutivo foi um momento-chave na busca da humanidade para compreender a sua própria inteligência. De acordo com a história, em 400 a.C. Platão propôs uma compreensão fundamental do funcionamento do cérebro.[21] Embora Aristóteles tenha apresentado o conceito de Inteligência Artificial pela primeira vez na história da humanidade, não defendeu que os robots pudessem substituir os pensamentos humanos numa emergência. Este, por outro lado, criou uma lógica que pode ser utilizada para substituir os sistemas de pensamento humano.[22]

Cronograma (Figura 2)[23]

- **1943** - Warren McCullough e Walter Pitts propõem o primeiro modelo matemático para a construção de uma rede neuronal num artigo intitulado "A Logical Calculus of Ideas Immanent in Nervous Activity".
- **1949** - Donald Hebb, no seu livro "The Organization of Behavior: A Neuropsychological Theory", propôs a teoria de que as vias neuronais são criadas a partir de experiências e que as ligações entre neurónios se tornam mais fortes quanto mais frequentemente são utilizadas. A aprendizagem hebbiana continua a ser um modelo importante na IA.
- **1950** - O matemático britânico Alan Turning publicou um artigo sobre "Computing Machinery and Intelligence", propondo o que é atualmente conhecido como o Teste de Turning, um método para determinar se uma máquina

é inteligente. Criou uma máquina avançada que decifrava mensagens encriptadas. Também em 1950, os alunos de Harvard Marvin Minsky e Dean Edmonds constroem o SNARC (Stochastic undergraduates Marvin Minsky and Dean Edmonds build SNARC (Stochastic Neural Analog Reinforcement Calculator), o primeiro computador de rede neural.

- **1955** - O termo Inteligência Artificial foi proposto pela primeira vez num workshop de 2 meses "Dartmouth Summer Research Project on Artificial Intelligence". Liderado por John McCarthy, que definiu o âmbito e os objectivos da IA, é amplamente considerado como o nascimento da Inteligência Artificial tal como a conhecemos hoje.
- **1958** - John McCarthy desenvolve a linguagem de programação de IA Lisp e publica o artigo "Programs with Common Sense" que propõe um sistema de IA completo com a capacidade de aprender com a experiência tão eficazmente como os humanos.
- **1966** - O Instituto de Investigação de Stanford apresentou "Shakey", o primeiro robot com capacidade para interpretar instruções.
- Um estudo da Universidade de Oxford concluiu que as tarefas dos higienistas dentários e dos assistentes dentários eram mais susceptíveis de serem informatizadas do que as tarefas dos dentistas. Em **1967**, Jenkins descobriu uma secretária dentária robótica e, desde então, várias aplicações de robôs na medicina dentária tornaram-se uma realidade.
- **1969** - Os primeiros sistemas periciais bem sucedidos são desenvolvidos no DENDRAL (Dendritic Algorithm), um programa XX, um MYCIN (nome derivado dos antibióticos, uma vez que muitos deles têm o sufixo "-mycin"), concebido para diagnosticar infecções sanguíneas, são criados em Stanford.

- **1972** - O sistema de IA MYCIN utilizava "backward chaining" para sugerir tratamentos antibióticos para potenciais agentes patogénicos bacterianos e introduziu o Present Illness Program para ajudar na avaliação de edemas.
- **1975** - O National Institutes of Health patrocinou o primeiro workshop sobre IA em Medicina na Universidade de Rutgers.

De **1957 a 1974**, o domínio da IA registou um crescimento rápido devido ao aumento da potência dos computadores, à sua acessibilidade e aos algoritmos de IA. Entre os exemplos contam-se o ELIZA, um programa de computador capaz de interpretar a linguagem falada e resolver problemas através de texto.[24]

Após a primeira vaga de desenvolvimento, surgiram dois "Invernos da IA", devido à insuficiência de aplicações práticas e à redução do financiamento da investigação em meados da década de 1970 e no final da década de 1980[25]. Na década de 1980, desenvolveu-se através de duas vias: a aprendizagem automática (ML) e os sistemas periciais. Trata-se de duas abordagens opostas da IA, tendo em conta a sua teoria. A aprendizagem automática permite que os computadores aprendam através da experiência[26]; os sistemas periciais, pelo contrário, simulam o processo de tomada de decisão dos peritos humanos[27] . Por outras palavras, a aprendizagem automática encontra a solução aprendendo e resumindo a experiência por si própria, enquanto os sistemas periciais necessitam que os peritos humanos introduzam antecipadamente todas as situações e soluções possíveis. Desde então, os sistemas periciais têm sido largamente utilizados na indústria. O exemplo inclui o programa R1 (Xcon), um sistema pericial com cerca de 2500 regras para auxiliar a seleção de componentes para a montagem de computadores. Foi desenvolvido e utilizado pela DEC (Digital Equipment

Corporation), um fabricante de computadores.

- **2000** - O primeiro sistema robotizado, o Sistema de Cirurgia da Vinci, abriu novos caminhos ao tornar-se o primeiro sistema de cirurgia robotizada aprovado pela Food and Drug Administration (FDA) dos EUA, utilizado para o estudo laparoscópico geral.
- **2002** - **Boesecke R *et al* (2001)**[28] apresentaram a primeira colocação de implantes dentários guiada por robot. O sistema robotizado, com uma área de trabalho de 70 cm, executou o guia de perfuração do implante para ajudar o cirurgião durante a osteotomia do implante, onde 48 implantes dentários foram colocados a 1-2 mm do ápice.
- **2007** - A IBM (International Business Machines) criou o sistema de resposta a perguntas de domínio aberto, Watson. Em **2011**, o Watson ganhou o primeiro lugar no Jeopardy e, em **2017**, os neurologistas utilizaram-no para identificar proteínas de ligação ao ARN alteradas na ELA (Esclerose Lateral Amiotrófica).
- **2012** - Um sistema robótico autónomo com 6 graus de liberdade (DOF) utilizou um sistema baseado na decomposição de volumes para colocar um implante dentário em forma de raiz. Posteriormente, foi desenvolvido um sistema robótico de 3 DOF com uma câmara estéreo que podia detetar e modular a peça de mão dentária para garantir a colocação do implante de acordo com o protocolo pré-operatório. O procedimento cirúrgico planeado foi aplicado automaticamente pelo computador para garantir o local de corte correto e a força aplicada adequadamente.
- **2015** - Foi inventado o Pharmabot, que ajuda na educação sobre medicação para doentes pediátricos e prestadores de cuidados.

2017 - O YOMI™ (Neocis, Miami, FL, EUA) tornou-se o primeiro sistema robótico de navegação computorizada do mundo aprovado pela FDA para aumentar a precisão clínica da cirurgia de implantes dentários. O YOMI™ forneceu orientação física da profundidade, orientação e posição da broca, evitando assim o fabrico personalizado da guia cirúrgica e o desvio da mão do operador.

- **2022** - Uma das inovações mais populares é o ChatGPT (Chat Generative Pre-trained Transformer), lançado pela OpenAI, que é um modelo de geração de texto capaz de gerar respostas semelhantes às humanas com base na introdução de texto. A invenção do ChatGPT nos cuidados de saúde revolucionou as interações com os doentes, oferecendo um processamento avançado da linguagem natural para ajudar nas consultas médicas, fornecer informações e melhorar a comunicação entre os prestadores de cuidados de saúde e os doentes.

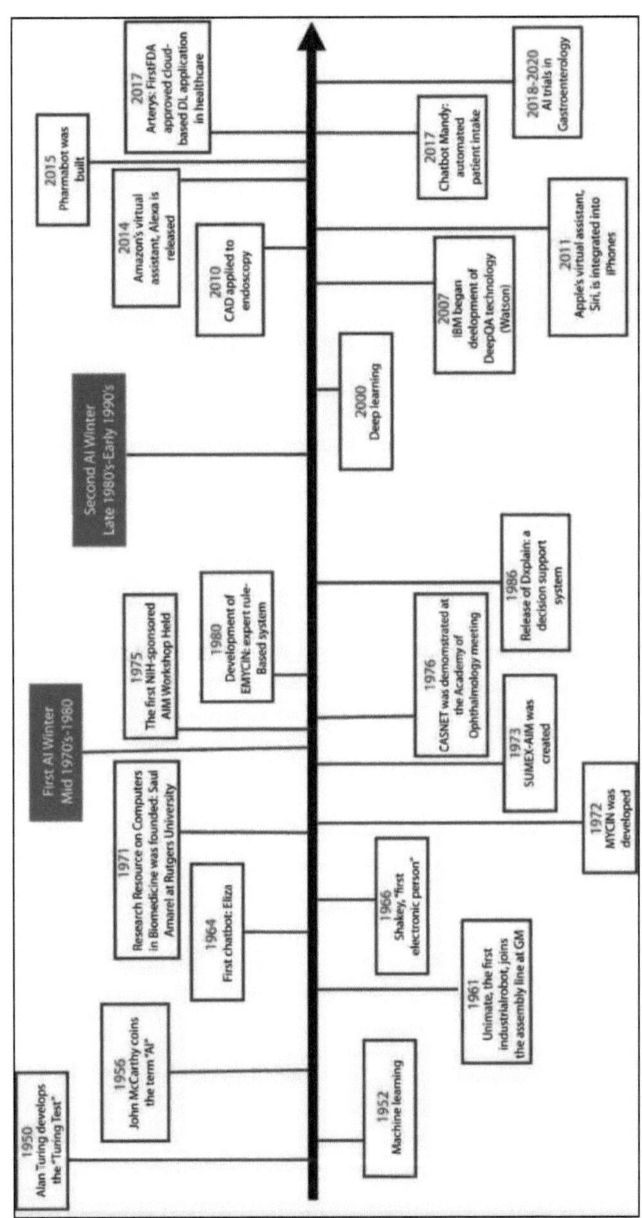

Figura 2: Diagrama esquemático da história da IA

Assim, a história da inteligência artificial estende-se por várias décadas, marcadas por marcos e avanços significativos. Desde a concetualização inicial da IA até ao desenvolvimento de sistemas sofisticados, o campo tem evoluído continuamente. Os investigadores e inovadores enfrentaram desafios e fizeram descobertas, conduzindo a aplicações que vão desde o diagnóstico médico ao processamento de linguagem natural. Ao reflectirmos sobre este percurso, é evidente que a IA se transformou de conceitos teóricos em soluções práticas e reais, moldando a forma como interagimos com a tecnologia e abrindo caminho para as possibilidades futuras da inteligência artificial.

CLASSIFICAÇÃO DA I.A.

Como é que a IA funciona?

O objetivo da ciência da IA é desenvolver um sistema informático que possa modelar o comportamento humano e, assim, ser utilizado para resolver problemas complicados utilizando processos cognitivos semelhantes aos humanos. Os sistemas de IA funcionam através da integração de grandes conjuntos de dados com algoritmos de processamento inteligentes para executar várias tarefas de forma incrivelmente rápida e em muito pouco tempo.[29] Existem duas abordagens para a construção de um sistema de IA que podem ser agrupadas em (1) conhecimento artesanal e (2) aprendizagem automática.

Conhecimento artesanal IA: -

Das duas técnicas de IA, os sistemas de conhecimento artesanal são mais tradicionais - quase tão antigos como os computadores electrónicos. Essencialmente, são apenas software criado em colaboração por especialistas no domínio humano e programadores informáticos. O objetivo dos sistemas de conhecimento artesanal é traduzir o conhecimento humano em conjuntos de instruções legíveis por computador. Por outras palavras, a inteligência do sistema de conhecimento artesanal é reduzida a um conjunto extenso de regras que seguem o formato "se for dada uma entrada x, então forneça uma saída y". Uma máquina que pode parecer bastante inteligente e útil é produzida quando centenas, milhares ou mesmo milhões destas regras específicas de um domínio são combinadas com sucesso na

programa.[30]

Aprendizagem automática: -

A aprendizagem automática é um domínio em rápida expansão que está a influenciar a forma como interagimos com a tecnologia. Os carros autónomos e as recomendações personalizadas nas redes sociais estão a tornar-se cada vez mais comuns. A aprendizagem automática consiste essencialmente em analisar dados e algoritmos para descobrir padrões e relações e depois fazer previsões ou juízos com base nesse conhecimento. Por exemplo, sempre que se vai à Amazon para comprar algo ou se procura um produto na Amazon, esta regista essa informação e tenta dar-lhe sugestões com base na sua pesquisa anterior e nos filtros que aplicou. Pode até ver nas redes sociais anúncios de produtos que pesquisou na Amazon ou sobre os quais falou ao telefone, o que é outro bom exemplo de como estamos rodeados de tecnologias de IA à nossa volta.

A aprendizagem automática é um ramo da inteligência artificial que inclui a criação de algoritmos e modelos que podem aprender com os dados e depois aplicar o que aprenderam para gerar previsões ou juízos. O seu objetivo é permitir que os computadores melhorem uma tarefa ao longo do tempo sem receberem instruções para o fazer. Cada IA tem um programa de base que lhe permite aprender coisas novas a partir dos dados do utilizador e da interação homem-computador, o que também pode ser designado por aprendizagem automática.

Na aprendizagem automática, o programa base é desenvolvido de forma a ensinar o computador a reconhecer padrões em qualquer trabalho. Durante o treino do modelo, este é alimentado com dados e aprende a reconhecer padrões e relações dentro desses dados para fazer previsões ou tomar decisões. Este processo de aprendizagem baseado em dados é designado por "formação" e é um modelo de aprendizagem automática. A aprendizagem automática pode ser dividida em quatro categorias: supervisionada, não supervisionada, semi-supervisionada e de reforço.[31]

- Na **aprendizagem supervisionada**, o modelo de aprendizagem automática é treinado utilizando dados rotulados, o que significa que os dados de entrada já foram marcados com o resultado pretendido.
  - Vantagens: -
    - Objetivo claro: A aprendizagem supervisionada envolve a aprendizagem a partir de dados rotulados, em que o algoritmo é treinado em pares de entrada-saída. Este objetivo claro facilita a medição do desempenho do modelo.
    - Bem compreendidos: Os algoritmos de aprendizagem supervisionada são bem estudados e existe uma vasta gama de técnicas disponíveis, o que facilita a implementação e a resolução de problemas.
    - Elevada precisão: Com os dados e o modelo corretos, os algoritmos de aprendizagem supervisionada podem atingir uma elevada precisão nas tarefas de previsão.
  - Desvantagens: -
    - Dependência de dados rotulados: A aprendizagem supervisionada requer uma grande quantidade de dados rotulados para treino, cuja obtenção pode ser dispendiosa e demorada.
    - Falta de adaptabilidade: Os modelos de aprendizagem supervisionada podem ter dificuldades com dados novos ou não vistos que se desviem significativamente do conjunto de treino.
    - Sobreajuste: Existe um risco de sobreajuste, em que o modelo

aprende demasiado bem os dados de treino e não consegue generalizar para novos dados.

- **A aprendizagem não supervisionada** envolve a formação de um modelo em dados não rotulados e a aprendizagem para encontrar padrões e estruturas nos dados.

  - Vantagens: -

    - Não há necessidade de dados etiquetados: Os dados não etiquetados são frequentemente mais abundantes e mais fáceis de obter do que os dados etiquetados. Os algoritmos de aprendizagem não supervisionada podem utilizar esta vasta quantidade de dados não etiquetados, permitindo às organizações aproveitar os recursos de dados existentes sem a necessidade de esforços de etiquetagem dispendiosos e morosos.
    - Descoberta de padrões ocultos: Os algoritmos de aprendizagem não supervisionada podem descobrir estruturas ou padrões ocultos nos dados que podem não ser aparentes para os observadores humanos.
    - Flexibilidade: A aprendizagem não supervisionada pode ser aplicada a uma vasta gama de tarefas, incluindo o agrupamento, a redução da dimensionalidade e a deteção de anomalias.

  - Desvantagens: -

    - Falta de um objetivo claro: Uma vez que não existem etiquetas, a avaliação do desempenho dos algoritmos de aprendizagem não supervisionada pode ser mais subjectiva e difícil.
    - Interpretabilidade: Os modelos de aprendizagem não

supervisionada podem produzir resultados difíceis de interpretar ou explicar, dificultando a obtenção de informações a partir dos dados.

- Dificuldade de validação: Pode ser difícil validar os resultados dos algoritmos de aprendizagem não supervisionada, uma vez que não existe uma base de referência para comparação.

- As vantagens e desvantagens da aprendizagem supervisionada e não-supervisionada são combinadas na **aprendizagem semi-supervisionada**, que utiliza dados rotulados e não rotulados.

  - o Vantagens: -

    - Aproveitamento de dados etiquetados e não etiquetados: Os algoritmos de aprendizagem semi-supervisionada utilizam dados rotulados e não rotulados durante o processo de formação. Enquanto os dados etiquetados fornecem sinais de supervisão valiosos para orientar o processo de aprendizagem, os dados não etiquetados acrescentam informações adicionais que podem ajudar o modelo a generalizar melhor e a captar padrões subjacentes nos dados.
    - Económica: A aprendizagem semi-supervisionada pode ser mais económica do que a aprendizagem supervisionada, uma vez que requer menos exemplos rotulados.
    - Generalização melhorada: A incorporação de dados não rotulados pode ajudar os modelos de aprendizagem semi-supervisionada a generalizar melhor para dados novos e não vistos.

- Desvantagens: -
  - Dependência da qualidade dos dados não etiquetados: O desempenho dos algoritmos de aprendizagem semi-supervisionada depende fortemente da qualidade e da representatividade dos dados não rotulados.
  - Complexidade: Os algoritmos de aprendizagem semi-supervisionada podem ser mais complexos de implementar e afinar do que os métodos puramente supervisionados ou não supervisionados.
  - Risco de sobreajustamento: Existe ainda o risco de sobreajuste, particularmente se os dados não rotulados introduzirem ruído ou enviesamentos no modelo.[32]

- Na **aprendizagem por reforço**, o modelo aprende a tomar decisões obtendo feedback sob a forma de "recompensas" ou "castigos".
  - Vantagens: -
    - Aprender com a interação: A aprendizagem por reforço (RL) é um tipo de paradigma de aprendizagem automática em que um agente aprende a tomar decisões através da interação com um ambiente. Ao contrário da aprendizagem supervisionada, em que o agente é treinado com base em exemplos rotulados, e da aprendizagem não supervisionada, em que o agente aprende padrões a partir de dados não rotulados, a aprendizagem por reforço baseia-se em sinais de feedback fornecidos pelo ambiente em resposta às acções do agente.

- Versatilidade: A aprendizagem por reforço pode ser aplicada a uma vasta gama de tarefas, incluindo jogos, robótica e problemas de otimização.
- Capacidade de lidar com recompensas atrasadas: Os algoritmos de aprendizagem por reforço são adequados para tarefas em que a recompensa é atrasada ou escassa, uma vez que podem aprender a otimizar os resultados a longo prazo.

o Desvantagens: -

- Requisitos computacionais elevados: A aprendizagem por reforço requer frequentemente recursos computacionais e tempo de treino significativos, especialmente para ambientes complexos.
- Compromisso entre exploração e aproveitamento: Os agentes de aprendizagem por reforço têm de equilibrar a exploração de novas acções com a exploração de boas acções conhecidas, o que pode ser difícil de gerir eficazmente.
- Ineficiência da amostragem: Os algoritmos de aprendizagem por reforço requerem normalmente um grande número de interações com o ambiente para aprender políticas óptimas, o que pode ser impraticável ou dispendioso em cenários do mundo real.[33]

Alguns dos casos mais frequentes são os seguintes:

- Reconhecimento de imagens: Para categorizar fotografias em vários grupos ou objectos, é utilizada a aprendizagem automática. Por exemplo, os carros autónomos utilizam o reconhecimento de imagens para reconhecer objectos como veículos, peões e sinais de trânsito.
- Processamento de linguagem natural: A compreensão e produção de linguagem

humana é conseguida através da aprendizagem automática. Os assistentes de voz, os chatbots e a tradução automática são alguns exemplos de aplicações.

- Sistemas de recomendação: A aprendizagem automática faz sugestões aos utilizadores sobre conteúdos ou produtos com base nas suas preferências ou comportamento histórico. É assim que empresas como a Netflix e a Amazon recomendam novos filmes ou produtos aos seus clientes.
- Deteção de fraudes: Para detetar actividades ou transacções fraudulentas, é utilizada a aprendizagem automática. Este método é utilizado pelos bancos e pelas empresas de cartões de crédito para impedir a fraude.
- Diagnóstico médico: Com base nos dados dos doentes, a aprendizagem automática é utilizada para ajudar no diagnóstico de doenças. Por exemplo, foram criados modelos de aprendizagem automática para identificar pacientes em risco, diagnosticar o cancro e prever os resultados dos pacientes.
- Manutenção preditiva: A aprendizagem automática pode prever avarias no equipamento, permitindo uma manutenção proactiva, o que é útil em sectores como a indústria transformadora e os transportes. [34]

Aprendizagem profunda: -

Um tipo de aprendizagem automática denominado aprendizagem profunda (AP) processa os dados de entrada através de uma arquitetura de rede neural inspirada na biologia. Os dados são processados através de várias camadas ocultas em redes neuronais, em que cada camada efectua transformações específicas nos dados de entrada, transformando-os gradualmente em representações mais abstractas e de alto nível que permitem à máquina aprender profundamente, formar ligações e ponderar a entrada para obter resultados óptimos. Os modelos de aprendizagem profunda aprendem representações hierárquicas dos dados, em que as camadas inferiores captam caraterísticas de baixo nível (como arestas, texturas ou formas básicas) e as camadas superiores captam caraterísticas mais abstractas e complexas (como partes de objectos, objectos ou conceitos semânticos).[35]

A Figura 3 descreve a relação entre Inteligência Artificial, Aprendizagem Automática e Aprendizagem Profunda.

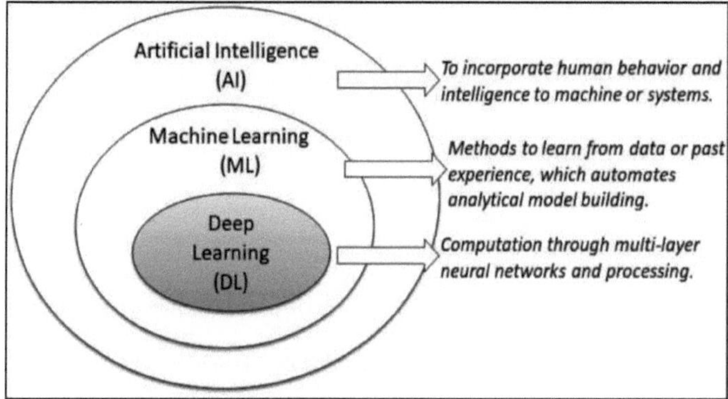

Figura 3: Relação entre a IA e os seus subconjuntos

A quantidade de dados necessária para treinar um modelo de aprendizagem profunda é superior à da aprendizagem automática, mas, por outro lado, o desempenho de um modelo de aprendizagem profunda também é superior, razão pela qual o tempo necessário para treinar um modelo de DL também é superior.

As redes neuronais são componentes essenciais na construção de modelos sofisticados de aprendizagem profunda, constituindo a espinha dorsal dos modernos sistemas de inteligência artificial. As redes neuronais podem ainda ser classificadas em três categorias, respetivamente Redes Neurais Artificiais (ANN), Redes Neurais

Convolucionais (CNN) e Redes Neurais Recorrentes (RNN).

Redes Neuronais Artificiais (RNA): -

Inspirado no funcionamento dos neurónios no cérebro, este tipo de sistema neural encontra padrões em dados não processados e utiliza esses padrões para decifrar processos complicados. Uma semelhança adicional com o cérebro humano é o facto de, com cada novo input, a RNA melhorar. Em poucas palavras, as RNAs estão sempre a melhorar por si próprias. A estrutura desta rede neuronal é a apresentada na Figura 4. Tal como o cérebro, a RNA é composta por três ou mais camadas de nós interligados.[36]

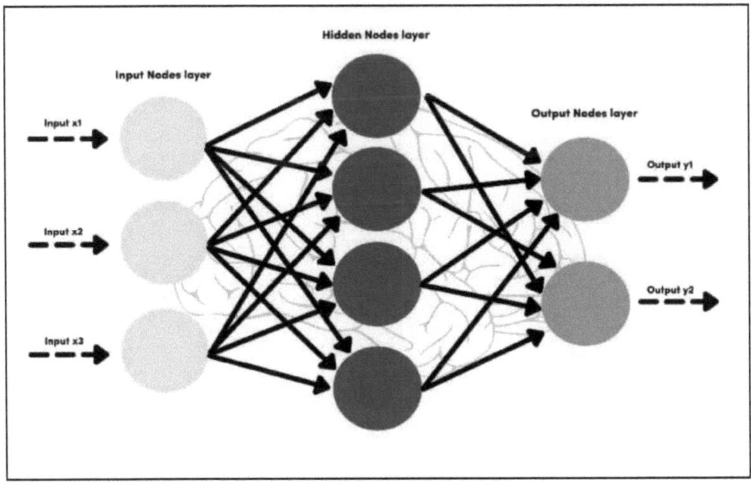

Figura 4: Estrutura da RNA

Redes Neuronais Convolucionais (CNN):

CNN é a sigla de Convolutional Neural Network (rede neural convolucional). É um tipo de rede neural artificial especificamente concebida para o tratamento de dados estruturados em grelha, como os sistemas de recomendação, a análise e classificação de imagens e o reconhecimento de imagens e vídeos. Este modelo é frequentemente utilizado no OpenCV, que é utilizado para o reconhecimento facial como medida de segurança, e noutros modelos que utilizam a visão por computador. A aprendizagem hierárquica de caraterísticas permite às CNN descobrir e extrair automaticamente padrões significativos a partir de dados brutos de entrada.[37]

Redes Neuronais Recorrentes (RNNs): -

Estas redes distinguem-se das redes feed-forward devido à sua capacidade de processar e reter informações, bem como de tratar dados de entrada e históricos. As aplicações que são úteis incluem o Siri da Apple e a pesquisa por voz do Google.

A RNN aprende utilizando dados de treino, tal como fazem a ANN e a CNN. Depois disso, processa os dados utilizando mais do que apenas os dados de entrada. Em vez disso, incorpora dados de tomada de decisão de entradas anteriores. Esta arquitetura é, na sua essência, concebida para ter uma memória.[38]

A Figura 5 mostra como a Aprendizagem Automática, a Aprendizagem Profunda e a Rede Neuronal diferem umas das outras.

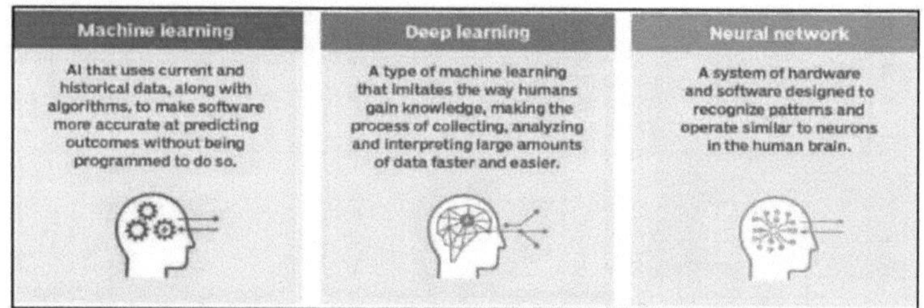

Figura 5: Diferença entre aprendizagem automática, aprendizagem profunda e aprendizagem neural

Rede

A Figura 6 mostra a comparação entre alguns tipos comuns de sistemas neurais Redes com base nos parâmetros mencionados no quadro[39].

Parameter	Feedforward NN	Convolutional NN	Recurrent NN	LSTM	GRU	Autoencoder	GAN	SOM
Architecture	Fully connected layers	Alternating convolutional and pooling layers	Directed cycles allowing sequential processing	Complex architecture with gated cells	Simplified version of LSTM	Encoder-decoder structure	Generator-discriminator architecture	Competitive learning
Input Data	Fixed size vectors	Grid-like data (e.g., images)	Sequential data	Sequential data	Sequential data	Any type of data	Random noise or data samples	Any type of data
Learning Type	Supervised learning	Supervised learning	Sequential learning	Sequential learning	Sequential learning	Unsupervised learning	Unsupervised learning	Unsupervised learning
Common Applications	Classification, Regression	Image recognition, Object detection	Natural Language Processing, Time series prediction	Speech recognition, Machine translation	Similar to LSTM	Dimensionality reduction, Feature learning	Image generation, Data augmentation	Clustering, Visualization, Dimensionality reduction
Handling of Sequential Data	Not applicable	Not applicable	Inherent ability	Specialized architecture	Specialized architecture	Not applicable	Not applicable	Not applicable
Long-term Dependency	Not applicable	Not applicable	Limited due to vanishing gradient problem	Capable of capturing long-term dependencies	Capable of capturing long-term dependencies	Not applicable	Not applicable	Not applicable
Computational Complexity	Moderate	Moderate to high	Moderate to high	High	Moderate	Moderate	High	Moderate
Interpretability	Low	Medium	Low	Medium	Medium	Medium	Low	Medium
Training Speed	Fast	Moderate	Moderate	Moderate	Fast	Moderate	Moderate	Moderate

Figura 6: Comparação entre diferentes modelos de IA

A tabela compara vários tipos de redes neuronais com base na arquitetura, dados de entrada, tipo de aprendizagem, aplicações, tratamento de dados sequenciais, dependência a longo prazo, complexidade computacional, interpretabilidade e velocidade de formação. As redes neuronais feedforward (redes neurais) utilizam camadas totalmente ligadas para tarefas como a classificação. As NNs convolucionais processam dados em grelha, adequados para o reconhecimento de imagens. As NN recorrentes processam dados sequenciais, como a previsão de séries temporais, mas têm dificuldade em lidar com dependências a longo prazo, que são abordadas pelas redes LSTM (Long Short-Term Memory) e GRU (Gated Recurrent Unit). Os autoencoders reduzem a dimensionalidade, as GANs (Generative Adversarial Networks) geram dados e as SOMs (Self-Organizing Maps) agrupam dados. Cada tipo tem pontos fortes e aplicações específicas, adaptando-se a diferentes tipos de dados e tarefas de aprendizagem.

Assim, a Inteligência Artificial representa um vasto campo que engloba os seus vários subconjuntos, cada um deles desempenhando um papel crucial na formação da tecnologia futura. Os algoritmos de aprendizagem automática permitem que os sistemas aprendam com os dados e façam previsões, enquanto as técnicas de aprendizagem profunda, inspiradas na estrutura e função do cérebro humano, revolucionaram tarefas como o reconhecimento de imagens e o processamento de linguagem natural. As RNA, que imitam as redes neuronais do cérebro humano, constituem a base de muitas aplicações de IA, contribuindo para avanços em domínios que vão dos cuidados de saúde às finanças. À medida que estas tecnologias continuam a evoluir, têm o potencial de redefinir sectores, melhorar a eficiência e melhorar a experiência humana.

AI EM MEDICINA DENTÁRIA

"A Inteligência Artificial está a transformar as indústrias, dos cuidados de saúde aos transportes, e a revolucionar a forma como vivemos e trabalhamos."

- Jenson Huang

A Inteligência Artificial (IA) surgiu como uma força transformadora em vários domínios, revolucionando as práticas tradicionais e melhorando a eficiência e a precisão. No campo da medicina dentária, as aplicações de IA estão a ganhar rapidamente ímpeto, oferecendo soluções inovadoras para desafios de longa data e abrindo novos caminhos para o diagnóstico, o planeamento do tratamento e os cuidados ao paciente. Ao aproveitarem o poder da IA, os profissionais de medicina dentária podem elevar a sua prática, aumentar a precisão, melhorar os resultados e prestar cuidados de qualidade superior aos pacientes.

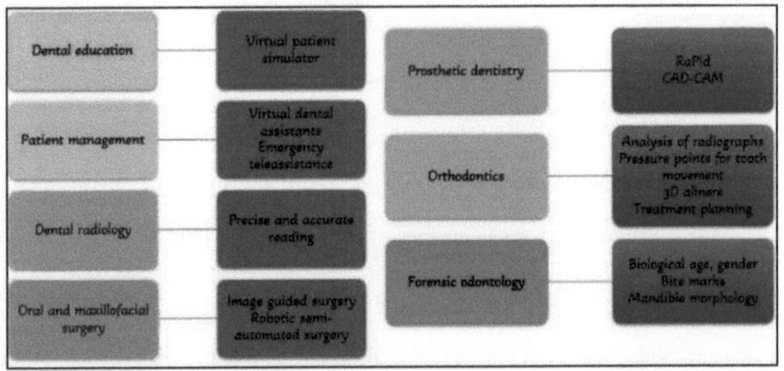

Figura 7: Aplicações da IA em diferentes ramos da medicina dentária

Aplicações da IA em vários domínios da medicina dentária

Este capítulo explora as diversas aplicações da IA em diferentes ramos da medicina dentária, desde o diagnóstico oral e a análise de imagens até à otimização do tratamento e à gestão do doente, como mostra a Figura 7.

DIAGNÓSTICO, TRATAMENTO E PROGNÓSTICO

A aplicação da inteligência artificial no diagnóstico e tratamento de doenças da cavidade oral, bem como na deteção e classificação de mucosas suspeitas de alterações pré-malignas e malignas, pode ser benéfica. Até mesmo pequenas alterações ao nível de um único pixel que o olho humano poderia não detetar são detectadas. A inteligência artificial pode ser capaz de identificar corretamente a propensão genética de uma grande população para o cancro oral. Uma ferramenta útil para determinar o prognóstico dentário à luz da estratégia de tratamento é um sistema de aprendizagem automática baseado em IA. Para determinar o prognóstico de um dente em termos de saúde e função oral a longo prazo, deve ser cuidadosamente analisada uma estratégia de tratamento completa.[40] A Figura 8 mostra como a IA funciona no diagnóstico e no prognóstico.

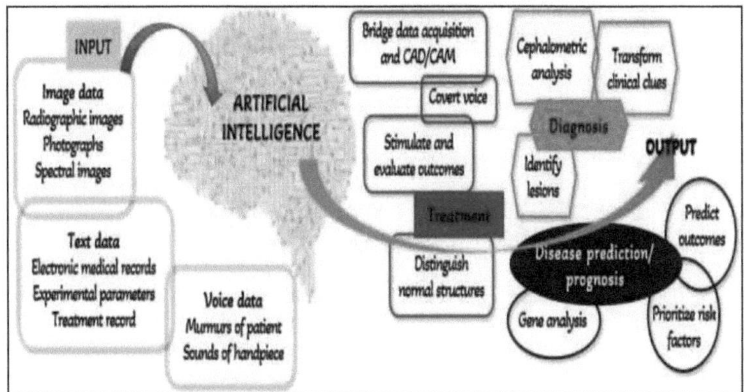

Figura 8: IA no diagnóstico e prognóstico

➢ Em Radiologia Dentária

Com uma maior ênfase nos procedimentos de diagnóstico em termos de radiografias digitais RVGs/IOPA (RadioVisioGrafia/Periapiciapical intra-oral), digitalizações 3D e CBCT (Tomografia Computorizada de Feixe Cónico), a IA está gradualmente a abrir caminho através da radiologia em medicina dentária, como se mostra na Figura 9, onde os resultados radiográficos anormais são dados pela IA.

Para criar uma IA que ajude no diagnóstico rápido e no planeamento do tratamento, é necessário adquirir e processar uma grande quantidade de dados[41].

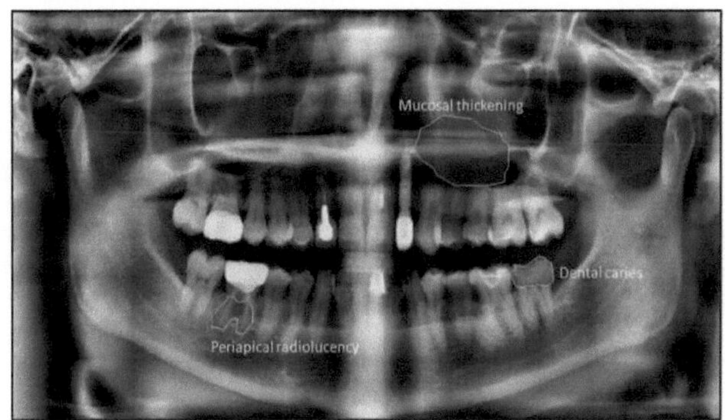

Figura 9: Achados radiográficos por IA

GESTÃO DE DOENTES

Os assistentes dentários virtuais, dotados de inteligência artificial, oferecem uma multiplicidade de benefícios na prática dentária, incluindo maior precisão, redução de erros e diminuição dos requisitos de mão de obra em comparação com os homólogos humanos. Estes assistentes desempenham um papel fundamental em várias tarefas, como o diagnóstico clínico, o planeamento do tratamento, a marcação de consultas, a coordenação de seguros e a gestão da documentação administrativa.

Além disso, revelam-se inestimáveis ao fornecerem aos dentistas informações completas sobre o historial médico e os hábitos de vida dos pacientes, como o consumo de tabaco e de álcool . Em situações críticas, como as emergências dentárias, em que o dentista pode não estar disponível, os assistentes virtuais também facilitam a teleassistência de emergência aos pacientes.[42]

DENTISTERIA CONSERVADORA E ENDODONTIA

Tradicionalmente, os dentistas diagnosticam a cárie por exame visual e tátil ou por exame radiográfico de acordo com um critério detalhado. No entanto, a deteção de lesões em fase inicial é um desafio quando estão presentes fissuras profundas, contactos interproximais apertados e lesões secundárias. Eventualmente, muitas lesões são detectadas apenas nas fases avançadas da cárie dentária, levando a um tratamento mais complicado, ou seja, coroa dentária, terapia de canal ou mesmo implante dentário. Embora a radiografia dentária (panorâmica, periapical ou bitewing) e o explorador (ou sonda dentária) tenham sido amplamente utilizados e considerados como instrumentos de diagnóstico altamente fiáveis na deteção de cáries dentárias, grande parte do rastreio e do diagnóstico final tende a depender da experiência dos dentistas.

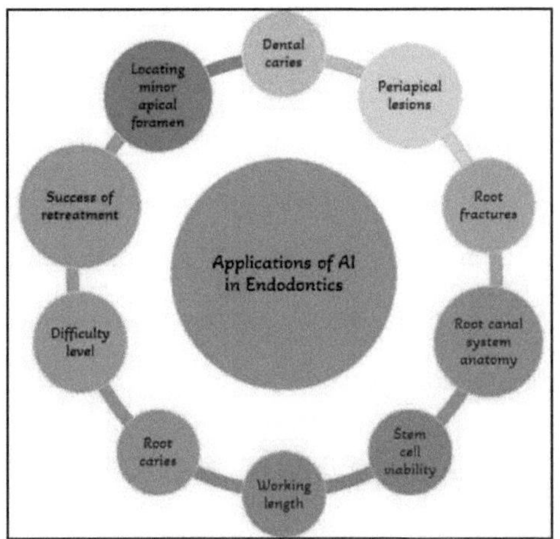

Figura 10: IA na endodontia

Na medicina dentária operatória, tem-se investigado a deteção de cáries dentárias, fracturas radiculares verticais, lesões apicais, avaliação volumétrica do espaço pulpar e avaliação do desgaste dentário. A Figura 10 mostra diferentes modalidades de tratamento em que a IA é utilizada no ramo da Endodontia. Numa radiografia bidimensional (2D), cada pixel da imagem em escala de cinzentos tem uma intensidade, ou seja, um brilho, que representa a densidade do objeto. Ao aprender com as caraterísticas acima mencionadas, um algoritmo de IA pode aprender o padrão e fazer previsões para segmentar o dente, detetar cáries, etc.[43] Por exemplo, **Lee J *et al* (2018)**[44] desenvolveram um algoritmo CNN para detetar cáries dentárias em radiografias periapicais. **Kühnisch J *et al* (2021)**[45] propuseram um algoritmo CNN para detetar cáries em imagens intraorais. **Schwendicke F *et al* (2021)**[46] compararam a relação custo-eficácia da IA para a deteção de cáries proximais com o diagnóstico dos dentistas; os resultados mostraram que a IA era mais eficaz e menos dispendiosa.

Vários estudos acima referidos mostraram que a IA tem resultados promissores na deteção de lesões precoces, com a mesma precisão ou até melhor do que os dentistas. Este resultado requer uma cooperação interdisciplinar entre cientistas informáticos e clínicos. Os clínicos rotulam manualmente as imagens radiográficas com a localização das cáries, enquanto os informáticos preparam o conjunto de dados e o algoritmo de ML. Por fim, os clínicos e os informáticos verificam e comprovam conjuntamente a exatidão e a precisão dos resultados do treino.[43]

> Deteção de lesões periapicais

Os clínicos enfrentam frequentemente desafios no diagnóstico e planeamento do tratamento de dentes que apresentam lesões periapicais e sintomas associados. A maioria das lesões radiolúcidas do maxilar , aproximadamente 75%, são atribuídas à periodontite apical, tornando a deteção precoce crucial para um tratamento eficaz e para a prevenção de complicações adicionais. Embora a radiografia periapical intra-oral (IOPA) e a ortopantomografia (OPG) sejam métodos de diagnóstico bidimensionais comummente utilizados na prática clínica, a sua fiabilidade é limitada devido à condensação da anatomia 3-D em imagens 2-D.[47]

Para fazer face a estas limitações, a tomografia computorizada de feixe cónico (CBCT) surgiu como uma técnica de imagiologia 3D superior para detetar com precisão as lesões periapicais e avaliar as suas caraterísticas, como a localização e o tamanho. A meta-análise indica que as imagens de CBCT apresentam uma maior precisão na deteção de lesões periapicais em comparação com a IOPA tradicional e a IOPA digital. No entanto, a precisão das imagens de TCFC diminui quando se diagnostica periodontite apical em dentes com raízes preenchidas.[47]

Os modelos de inteligência artificial (IA) que utilizam caraterísticas de radiolucência periapical e reabsorção óssea alveolar são promissores na deteção de patologia periapical e periodontite. Além disso, os modelos de IA demonstraram precisão na categorização da gravidade das lesões periapicais, na deteção de radiolucências periapicais e na distinção entre diferentes tipos de lesões quísticas em imagens de CBCT.[47]

Estes avanços no diagnóstico assistido por IA têm um potencial significativo para melhorar a precisão e a eficiência da deteção de patologias periapicais e do planeamento do tratamento na prática clínica, beneficiando, em última análise, os resultados dos cuidados prestados aos doentes.

- **Deteção de fracturas radiculares**

A deteção de fracturas radiculares verticais (FRV) representa um desafio significativo no diagnóstico dentário, uma vez que representam uma percentagem notável das fracturas coronárias/radiculares e podem necessitar de intervenções complexas como a ressecção radicular ou a extração dentária. Os métodos radiográficos tradicionais, como as radiografias periapicais, têm muitas vezes uma sensibilidade limitada na identificação das FRV, levando potencialmente a um diagnóstico incorreto e a procedimentos cirúrgicos desnecessários.[48]

Estudos recentes exploraram a utilização de técnicas de imagiologia avançadas e algoritmos de aprendizagem automática para melhorar a deteção de FRV. As imagens de CBCT mostraram-se promissoras na identificação mais exacta de FRVs em comparação com as radiografias tradicionais. Além disso, a investigação demonstrou a eficácia das redes neuronais convolucionais (CNN) na análise de radiografias panorâmicas para identificar FRVs, conforme ilustrado na Figura 11.

Além disso, têm sido utilizados métodos de aprendizagem automática, como os que utilizam a análise wavelet, para melhorar a deteção de FRV em imagens de TCFC de alta resolução. Estas técnicas permitem a recuperação de sinais fracos de ambientes ruidosos, melhorando a precisão e a especificidade da identificação de fracturas.

Em resumo, os avanços na tecnologia de imagiologia e nos algoritmos de aprendizagem automática oferecem vias promissoras para melhorar a deteção de FRV, reduzindo potencialmente o risco de intervenções cirúrgicas desnecessárias e melhorando os resultados dos doentes.[48]

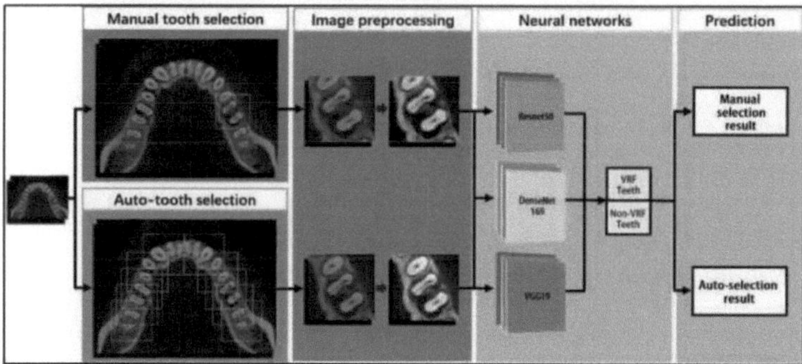

Figura 11: Diagrama esquemático da deteção de fracturas radiculares verticais por IA

- **Morfologia da raiz e do sistema de canais radiculares**

A compreensão das complexidades dos sistemas radicular e de canais radiculares é fundamental para o sucesso da terapia não cirúrgica dos canais radiculares. Tradicionalmente, as imagens de CBCT e a radiografia periapical têm sido utilizadas para avaliar estas estruturas. Embora as imagens de CBCT ofereçam uma precisão superior na determinação das geometrias da raiz e do canal em comparação com a radiografia, a sua utilização de rotina é dificultada por preocupações com a radiação[49].

Os recentes avanços nos algoritmos de aprendizagem profunda revelaram-se promissores na ajuda à avaliação do sistema de canais radiculares. **Hiraiwa T *et al* (2019)**[50] demonstraram a diferenciação das raízes distais dos primeiros molares inferiores utilizando um algoritmo de aprendizagem profunda aplicado a radiografias panorâmicas. Além disso, **Lahoud P *et al* (2021)**[51] apresentaram a segmentação tridimensional automatizada de dentes utilizando uma abordagem CNN.

Além disso, a inteligência artificial demonstrou ser tão exacta como os operadores humanos na avaliação rápida e eficaz das segmentações de dentes por TCFC. Isto realça o potencial da IA para melhorar a eficiência clínica e a precisão no planeamento e execução da terapia de canal radicular.[49]

➢ **Determinação do comprimento de trabalho**

A determinação exacta do comprimento de trabalho (WL) é fundamental para obter resultados bem sucedidos no tratamento do canal radicular. Existem vários métodos para avaliar o comprimento de trabalho, incluindo a radiografia, o sentido tátil digital, os localizadores apicais electrónicos, os testes de resposta do doente e as imagens de TCFC. Entre estes, a radiografia e os localizadores apicais electrónicos são normalmente utilizados pelos dentistas clínicos.

Na radiografia digital, a nitidez da imagem é essencial para interpretar com precisão a anatomia do canal radicular . No entanto, factores como a qualidade da imagem e a subjetividade da interpretação podem levar a diagnósticos errados. Por conseguinte, existe uma necessidade crescente de técnicas baseadas em computador para fornecer consistentemente medições precisas do WL, assegurando diagnósticos fiáveis e resultados de tratamento óptimos, como se mostra na Figura 12.[52]

De acordo com **Saghiri M** ***et al*** **(2012)**[53], a utilização de redes neurais artificiais (RNA) como segunda opinião pode melhorar a exatidão da avaliação do PV. Na sua investigação, utilizaram um modelo de cadáver humano para simular um ambiente clínico e avaliaram a exatidão da avaliação do WL por uma RNA. Verificaram que a RNA não apresentava qualquer desvio em relação às medições reais após a extração. Além disso, ao compararem o desempenho da RNA com o de um endodontista, observaram que a RNA superou significativamente o desempenho do especialista humano, alcançando uma precisão de 96% em comparação com os 76% do endodontista na determinação de constrições anatómicas menores em radiografias periapicais.

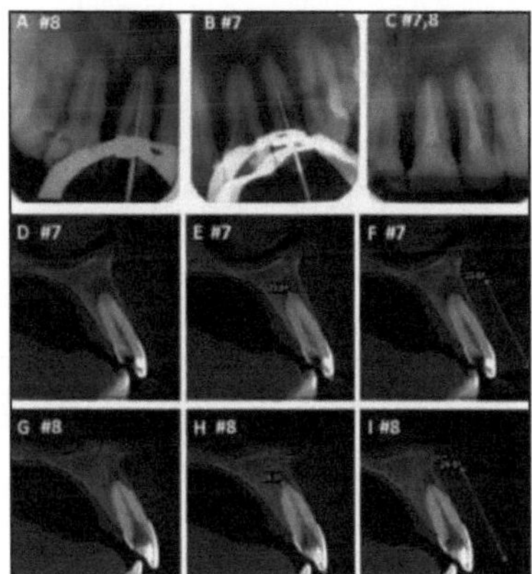

Figura 12 : Determinação do comprimento de trabalho do incisivo central e lateral do maxilar

Estes resultados sugerem que as RNA podem servir como uma abordagem altamente precisa para determinar o WL, oferecendo uma alternativa fiável aos métodos tradicionais.

- **Previsões de retirada**

Campo L ***et al*** **(2016)**[54] no seu estudo introduziu um paradigma de raciocínio baseado em casos com o objetivo de prever os resultados do retratamento não cirúrgico de canais radiculares, considerando tanto os riscos como os benefícios. O sistema foi concebido para aconselhar sobre se o retratamento deve ou não ser efectuado, com base em probabilidades estatísticas, métricas de desempenho e dados de recordação. Em particular, o sistema demonstrou uma forte capacidade de prever com exatidão o resultado dos procedimentos de retratamento. No entanto, é importante notar que a precisão do sistema estava limitada à informação disponível no conjunto de dados.

O raciocínio baseado em casos envolve o processo de gerar soluções para questões actuais com base em experiências passadas com casos semelhantes. Embora esta abordagem possa tirar partido de conhecimentos e informações valiosos, desafios como a variabilidade dos métodos e a prevalência de diversas abordagens podem introduzir heterogeneidade no sistema. Para melhorar a exatidão, a sensibilidade e a especificidade destes sistemas de previsão, a investigação futura deve abordar a heterogeneidade inerente aos métodos humanos e considerar o aumento das dimensões das amostras para análises mais robustas.[55]

INTELIGÊNCIA ARTIFICIAL EM PRÓTESE DENTÁRIA

Um assistente de desenho chamado RaPiD, concebido para aplicação em prótese dentária, integra vários elementos, incluindo cálculos antropológicos, dimensões faciais, considerações étnicas e preferências do paciente, para oferecer próteses estéticas óptimas. O RaPiD consegue-o através da ligação de bases de dados, sistemas baseados no conhecimento e desenho assistido por computador num quadro lógico, proporcionando uma abordagem unificada.

Além disso, com a evolução das redes neuronais, os laboratórios de prótese dentária estão a aproveitar o poder da inteligência artificial (IA) para desenvolver autonomamente restaurações dentárias inovadoras que satisfazem critérios rigorosos de ajuste, função e estética. Este avanço tem implicações protéticas significativas.

Na medicina dentária protética, o desenho assistido por computador/fabrico assistido por computador (CAD/CAM) está a ganhar popularidade, como se mostra na Figura 13. A tecnologia CAD/CAM simplifica o fabrico de restaurações protéticas, digitalizando dentes preparados e fabricando restaurações com blocos de cerâmica, eliminando a necessidade de moldagem tradicional e reduzindo o erro humano. A IA ajuda os dentistas a conceberem próteses esteticamente agradáveis, tendo em conta vários parâmetros. A integração da IA com o CAD/CAM melhora a precisão, a função e a estética da restauração, simplificando as operações laboratoriais e minimizando o tempo de reabilitação do paciente.[56]

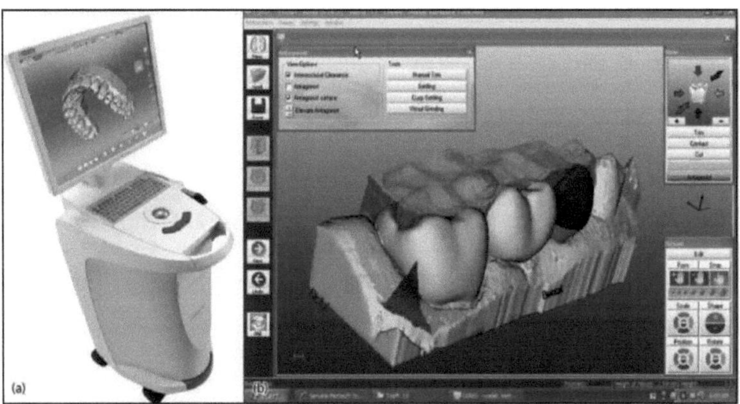

Figura 13 : CAD/CAM na odontologia protética

Além disso, para eliminar o trabalho manual moroso e os erros na preparação de dentes para próteses fixas, **Zhang B *et al* (2019)**[5]7 desenvolveram um modelo de aprendizagem profunda (DL), utilizando Redes Neuronais Convolucionais (CNN), denominado Sparse Octree (S-Octree), para extrair com precisão linhas marginais de modelos de preparação dentária. O estudo envolveu 380 modelos de preparação dentária, empregando uma abordagem de retroprojeção e extração de limites. Foi criada uma estrutura octree de oito profundidades e os dados foram divididos em conjuntos de treino, verificação e teste. Os modelos CNN atingiram uma precisão média de 97,43%, demonstrando o potencial da IA para ultrapassar erros manuais e oferecer uma alternativa fiável para a extração de linhas de preparação dentária.

Em Implantologia, a tecnologia digital facilita o planeamento e a colocação precisos de implantes extra-orais e a criação de próteses maxilofaciais. Os médicos podem visualizar as posições ideais dos implantes num ecrã de computador antes da cirurgia e, em seguida, criar guias cirúrgicos utilizando a tecnologia de prototipagem rápida. Os modelos preditivos de IA em implantologia dentária centram-se em duas áreas fundamentais: a conceção de modelos preditivos para os níveis ósseos e os resultados clínicos e a previsão das propriedades mecânicas dos sistemas de bioimplantes. Os algoritmos de aprendizagem automática, nomeadamente as redes neuronais artificiais recorrentes, têm demonstrado uma elevada eficiência nas previsões da taxa de sucesso. A IA oferece uma potencial redução dos custos de computação para melhorar as variáveis de conceção dos implantes, mas é necessário um maior desenvolvimento para a otimização do risco em bioimplantes[56].

INTELIGÊNCIA ARTIFICIAL EM ORTODONTIA

Uma das mais recentes inovações nos cuidados ortodônticos é a integração da inteligência artificial (IA) para um tratamento personalizado. Com a IA, o diagnóstico ortodôntico, o planeamento e a monitorização do tratamento podem ser realizados de forma eficiente. Ao analisar radiografias e imagens de scanners e câmaras intra-orais, a IA elimina a necessidade de múltiplos procedimentos laboratoriais e impressões do paciente, fornecendo resultados mais precisos do que apenas a perceção humana. A análise cefalométrica surgiu como o domínio mais amplamente explorado das aplicações de IA em ortodontia[58].

Digitalizações 3D exactas e modelos virtuais permitem a produção de alinhadores personalizados através da impressão 3D, seguindo uma estratégia de tratamento única. Através de um enorme processamento de dados, os algoritmos de IA determinam de forma inteligente a pressão e os movimentos ideais necessários para ajustar os dentes do paciente, incluindo pontos de pressão específicos para cada dente. Estes alinhadores assistidos por IA oferecem o potencial de reduzir os tempos de tratamento, agilizar a marcação de consultas e garantir a execução precisa do tratamento e a monitorização do progresso. A inteligência artificial (IA) tem sido cada vez mais utilizada em vários aspectos da ortodontia, revolucionando o campo com as suas capacidades, como mostra a Figura 14.[58]

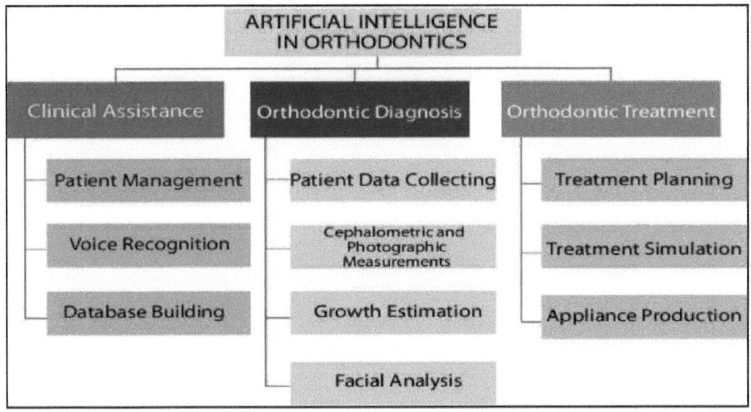

Figura 14: IA em vários aspectos do tratamento ortodôntico

Eis algumas das principais áreas em que a IA está a ter impacto na ortodontia:

1. Diagnóstico e planeamento do tratamento: Os algoritmos de IA podem analisar radiografias, exames intra-orais e fotografias faciais para ajudar os ortodontistas a diagnosticar más oclusões e a planear estratégias de tratamento. Estes algoritmos podem detetar anomalias subtis e fornecer informações sobre as abordagens de tratamento mais eficazes com base em dados específicos do doente.

2. Simulação de tratamento virtual: O software alimentado por IA pode simular os resultados dos tratamentos ortodônticos, permitindo que tanto os ortodontistas como os pacientes visualizem os potenciais resultados antes de iniciarem o tratamento. Isto ajuda a definir expectativas realistas e a otimizar os planos de tratamento.

3. Tratamento personalizado: Os algoritmos de IA podem gerar planos de tratamento personalizados, adaptados às necessidades individuais dos pacientes. Ao analisar grandes conjuntos de dados de casos ortodônticos e resultados de tratamentos, a IA pode recomendar os aparelhos ortodônticos mais adequados, como aparelhos ortodônticos ou alinhadores, e determinar a duração e intensidade ideais do tratamento.

4. Monitorização do tratamento: A tecnologia de IA permite a monitorização contínua do progresso do tratamento ortodôntico. Ao analisar exames intra-orais sequenciais ou fotografias, os algoritmos de IA podem detetar alterações no movimento dos dentes e na oclusão, permitindo aos ortodontistas fazer ajustes atempados aos planos de tratamento, se necessário.

5. Análise preditiva: Os modelos de IA podem prever os resultados do tratamento e as potenciais complicações com base nas caraterísticas do paciente, nos planos de tratamento e nos dados históricos, como mostra a Figura 15. Isto ajuda os ortodontistas a antecipar desafios e a desenvolver estratégias proactivas para otimizar o sucesso do tratamento.[58]

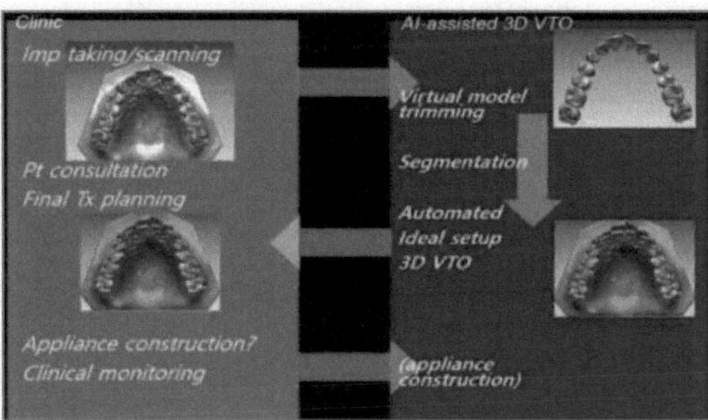

Figura 15 : Planeamento do tratamento ortodôntico assistido por IA

De um modo geral, a integração da IA na ortodontia é muito promissora para melhorar os resultados dos tratamentos, aumentar a satisfação dos pacientes e fazer avançar a eficiência e a precisão dos cuidados ortodônticos.

INTELIGÊNCIA ARTIFICIAL EM CIRURGIA ORAL

A cirurgia robótica, uma aplicação notável da inteligência artificial na cirurgia oral, imita o movimento do corpo humano e o intelecto para executar vários procedimentos com precisão. Entre estes, a implantação dentária, a remoção de tumores e objectos estranhos, as biópsias e a cirurgia da articulação temporomandibular (ATM) são casos exemplares de cirurgias cranianas guiadas por imagem bem sucedidas na prática clínica. As análises comparativas das cirurgias de implantes orais revelam um aumento notável da precisão em comparação com os procedimentos tradicionais à mão livre, independentemente do nível de especialização do cirurgião. Nomeadamente, não parece existir uma diferença significativa de desempenho entre cirurgiões experientes e estagiários. A utilização da orientação por imagem contribui para reduzir a duração das operações, aumentar a precisão intra-operatória e tornar mais segura a manipulação de estruturas anatómicas delicadas. Além disso, facilita ressecções cirúrgicas mais completas, diminuindo potencialmente a necessidade de cirurgias de revisão subsequentes. A integração da IA inaugurou uma era transformadora na cirurgia, fomentando o aparecimento de vários cirurgiões robóticos capazes de realizar procedimentos semi-automatizados com uma eficiência crescente sob a supervisão de cirurgiões qualificados.[59]

Os algoritmos de IA têm demonstrado um potencial considerável na otimização da gestão de dentes impactados. Por exemplo, eles podem ajudar a avaliar a necessidade de intervenção cirúrgica, prevendo a probabilidade de complicações relacionadas à erupção do dente. Além disso, as ferramentas assistidas por IA têm sido utilizadas para avaliar a complexidade dos procedimentos planeados antes da cirurgia. Ao tirar partido dos dados clínicos, os algoritmos de IA podem prever as taxas de sucesso dos procedimentos de osteointegração e dos implantes dentários, bem como aperfeiçoar a conceção dos implantes dentários antes da cirurgia[59].

A classificação e o diagnóstico precisos de cistos e tumores maxilofaciais representam desafios para os médicos. A integração da IA no diagnóstico automatizado é uma promessa significativa na prática clínica. Programas comerciais como o dentalXr e o Dentomo ajudam no diagnóstico de várias condições maxilofaciais. Os investigadores propuseram modelos que utilizam a análise de assimetria e a navegação cirúrgica para segmentar e medir quistos. Estão também a ser desenvolvidos modelos de IA treinados com imagens 2D/3D para a classificação de lesões e tumores. No entanto, a automatização total da deteção de lesões continua a ser um desafio. **Santer M *et al* (2022)**[60] descobriram o potencial da IA na deteção de gânglios linfáticos suspeitos no carcinoma de células escamosas da cabeça e do pescoço, com uma taxa de precisão de 86%.

Assim, os procedimentos cirúrgicos cranianos assistidos por IA, que incluem implantes dentários, ressecção de tumores, biópsias e cirurgia da articulação temporomandibular, têm demonstrado taxas de sucesso significativas. Aumentam a precisão e a segurança em comparação com as técnicas tradicionais, reduzindo a necessidade de revisões e reposicionamento de implantes. A IA também permite ressecções mais precisas de tumores e quistos , minimizando potencialmente procedimentos adicionais.

➢ **Conjuntos de dados utilizados na investigação sobre IA e cancro oral :**

- Imagens clínicas e imagens fotográficas
- Dados geográficos e histórico de hábitos dos pacientes
- Imagem de autofluorescência e imagem de luz branca
- Tomografia de coerência ótica
- Espectroscopia Raman
- Sonda de espetroscopia
- Imagens de endomicroscopia confocal a laser

- Imagens hiperespectrais multidimensionais

- Dados de expressão genética

- Imagens radiográficas, como imagens de tomografia computorizada (CT) e de ressonância magnética (MRI)
- Metabolitos da saliva
- Imagens histopatológicas e secção de tecido imunomarcado com P 53

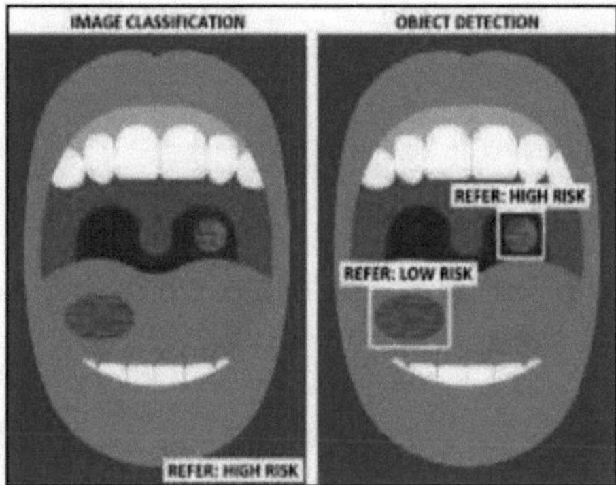

Figura 16 : Deteção de lesões cancerosas por IA

➢ **Aplicações e vantagens da IA em oncologia oral :**

- Rastreio de populações de alto risco
- Ajuda no diagnóstico precoce do cancro oral em populações que residem em regiões remotas com acesso limitado a instalações de cuidados de saúde
- Capacidade de analisar com precisão um enorme conjunto de dados
- Deteção e classificação de lesões cancerosas (Figura 16)
- Interpretação de imagens como mucosa oral normal/precancerosa/lesões cancerosas

- Facilidade de utilização num estudo multicêntrico
- A IA permite a aprendizagem automática sem arbitragem humana
- Automatizar processos e combinar variáveis a diferentes níveis e fornecer resultados
- Capacidade de formação constante com base em dados adicionais
- Orientar o clínico na tomada de decisões e no planeamento do tratamento
- O sistema de IA ajuda o patologista especialista a obter resultados superiores com o mínimo de erros de diagnóstico
- Potencial para combinação de antecedentes, dados geográficos, factores de risco, caraterísticas clínico-patológicas, caraterísticas imagiológicas e dados moleculares para gerar avaliações de risco
- Previsão da transformação maligna de OPMDs (Doenças Orais Potencialmente Malignas)
- Deteção de biomarcadores exactos
- Previsão de metástases nos gânglios linfáticos
- Previsão da evolução de lesões pré-cancerosas/cancerosas[61]

INTELIGÊNCIA ARTIFICIAL EM PERIODONTIA

A doença periodontal resulta de um desequilíbrio nas bactérias orais, provocando uma inflamação crónica nas gengivas. Este desequilíbrio desencadeia a resposta imunitária do organismo através de vários receptores celulares, conduzindo a danos nos tecidos. Factores como a carga microbiana e a inflamação contribuem para a progressão da doença, marcada por ciclos de exacerbação e remissão. Na última década, a utilização de Redes Neuronais Convolucionais (CNN) na investigação periodontal e dentária aumentou, com mais de 2000 estudos com CNN desde a sua introdução no início da década de 2010.[62]

A periodontite, uma doença inflamatória comum, é causada principalmente por uma infeção bacteriana prolongada. **Ozden F *et al* (2014)**[63] desenvolveram um sistema de classificação de IA utilizando algoritmos de Máquina de Vectores de Suporte (SVM) e Árvore de Decisão (DT), juntamente com Redes Neuronais Artificiais (RNA), para identificar diferentes doenças periodontais. Estudaram 150 pacientes do site divididos em grupos de treino e de teste, utilizando códigos de factores de risco, dados periodontais e medições de perda óssea como dados de entrada. A SVM e a DT tiveram um bom desempenho, alcançando 98% de exatidão, sendo a SVM mais rápida, com 7,00 segundos, em comparação com os 19,91 segundos da DT. A ANN apresentou uma precisão inferior, de 46%. O estudo concluiu que a SVM e a DT eram ferramentas eficazes para prever a doença periodontal, tendo em conta a sua simplicidade e capacidade de incorporar vários factores.

Aberin S *et al* (2018)[64] utilizaram um sistema CNN para identificar doenças periodontais a partir de imagens de microscopia da placa dentária, obtendo uma precisão de 75,5%. Do mesmo modo, **Balaei A *et al* (2017)**[65] utilizaram a CNN para detetar doenças periodontais a partir de imagens intraorais, obtendo 66,7% de precisão na deteção de doenças e 91,6% na avaliação pré-tratamento. **Lee J *et al* (2018)**[66] utilizaram a CNN para classificar os dentes como saudáveis, moderados ou severamente perigosos do ponto de vista periodontal a partir de imagens de radiografia periapical, obtendo uma precisão de 73,4% para a mandíbula e 82,8% para a maxila. **Krois J *et al* (2019)**[67] comunicaram uma sensibilidade, especificidade e precisão de 0,81 cada, utilizando a CNN em imagens radiográficas, comparando os resultados de seis dentistas. **Kim J *et al* (2018)**[68] sugeriram que a CNN poderia reduzir a carga de trabalho dos radiologistas dentários ao avaliar a perda óssea periodontal a partir de radiografias panorâmicas, melhorando a eficiência do diagnóstico. **Chang H *et al* (2020)**[69] demonstraram que os modelos da CNN não só apresentam uma elevada precisão e fiabilidade na avaliação da perda óssea, como também são capazes de estadiar a periodontite de acordo com as normas do Workshop Mundial de 2017 sobre a classificação das doenças e condições periodontais e peri-implantares, oferecendo uma abordagem consistente e padronizada ao diagnóstico periodontal.

➤ **Olfato artificialmente inteligente na halitose**

Foram criados vários analisadores de hálito para substituir as avaliações subjectivas do mau hálito. No entanto, basear-se apenas nos Compostos Sulfúricos Voláteis (CSV) tem limitações, tais como: 1) a ausência de VSCs não garante a ausência de mau hálito e 2) outros compostos não sulfurados relacionados com doenças sistémicas, encontrados em 15% dos casos, são ignorados. O Olfato Artificial, uma técnica não invasiva, aborda esta questão através da análise de uma vasta gama de compostos exalados utilizando conjuntos de sensores baseados em nanomateriais. Estes sensores, juntamente com um software de análise e uma base de dados de padrões respiratórios, detectam padrões associados à halitose oral ou extra-oral e estabelecem uma ligação com doenças sistémicas. **Nakhleh M, Amal H *et al* (2017)**[70] relataram a utilização de 20 sensores diferentes baseados em nanomateriais para identificar 17 doenças sistémicas com 86% de precisão através da análise do hálito exalado.

➤ **Segmentação automatizada de doenças gengivais a partir de imagens orais**

Rana A *et al* (2017)[71] desenvolveram um classificador de aprendizagem automática para distinguir gengivas inflamadas de gengivas saudáveis. Utilizaram um dispositivo de imagiologia oral para registar a fluorescência do biomarcador porfirina após a emissão de luz com um comprimento de onda de 405-450 nm. A placa bacteriana aparecia a amarelo ou laranja, enquanto as gengivas inflamadas apareciam a magenta ou vermelho. O classificador forneceu então um mapa detalhado das áreas suspeitas de terem gengivite, pixel a pixel.

- **Diagnóstico e previsão de dentes periodontalmente comprometidos**

Lee J *et al* (2018)[66] desenvolveram um sistema de reconhecimento assistido por computador utilizando radiografias periapicais pré-rotuladas para diagnosticar e prever dentes periodontalmente comprometidos (PCT) com 81,0% de precisão para pré-molares e 76,7% para molares, obtendo assim resultados comparáveis aos de um Periodontista certificado. **Krois J *et al* (2019)**[67] utilizaram a inteligência artificial para detetar a perda óssea periodontal (PBL) em radiografias dentárias panorâmicas. Apesar de um conjunto de dados limitado, o software de IA mostrou capacidades de discernimento semelhantes a um dentista na avaliação da PBL. A integração de dados de imagiologia adicionais e de registos clínicos poderia aumentar ainda mais a aplicabilidade e a precisão das redes neurais convolucionais (CNN). **Feres M *et al* (2017)**[72] utilizaram uma Máquina de Vectores de Suporte (SVM) linear e 40 espécies bacterianas para distinguir entre Periodontite Agressiva Generalizada em adultos jovens e Periodontite Crónica Generalizada.

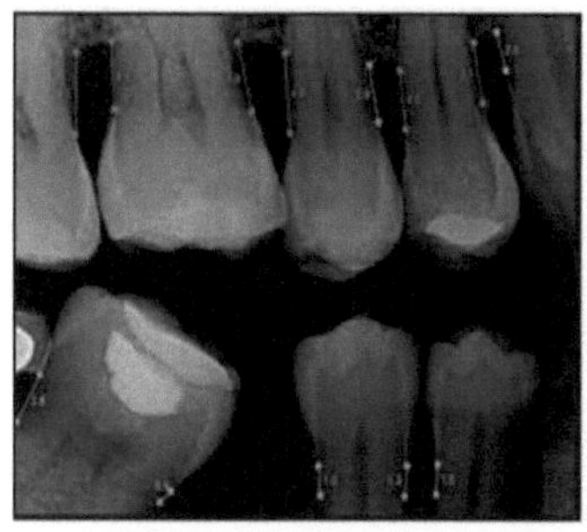

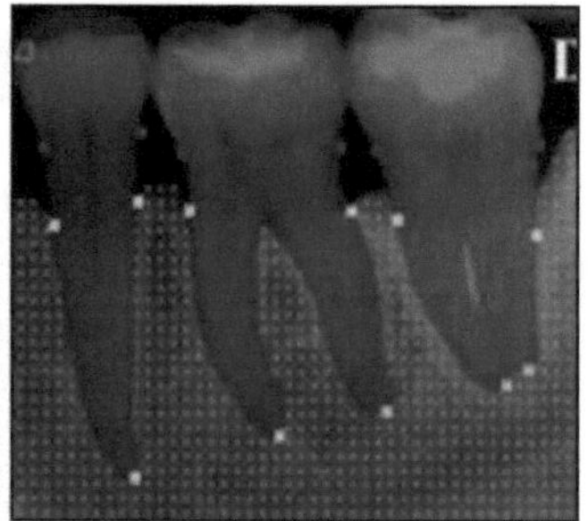

Figura 17 : Previsão de dentes periodontalmente comprometidos

ODONTOLOGIA FORENSE

A Inteligência Artificial (IA) tem tido uma aplicação extensiva na medicina forense, revelando-se eficaz na determinação da idade biológica e do género, bem como na análise de marcas de dentadas e na previsão da morfologia mandibular. Os algoritmos alimentados por IA são cada vez mais utilizados para a análise de marcas de dentadas, ajudando os odontologistas forenses a associar suspeitos a cenas de crime com base em impressões e padrões dentários. Além disso, a IA pode ajudar a minimizar os preconceitos humanos no processo de análise, conduzindo a resultados mais objectivos e fiáveis que reforçam as capacidades da odontologia forense, contribuindo para os avanços na investigação criminal e na justiça.[73]

A Inteligência Artificial pode ser utilizada de várias formas para melhorar a medicina dentária forense, incluindo:

- Identificação dentária: A Inteligência Artificial pode ajudar os dentistas forenses na análise de imagens dentárias, como radiografias, na identificação e correspondência de indivíduos com base nos seus dentes e maxilares.
- Estimativa de idade e sexo: A Inteligência Artificial pode ser utilizada para analisar

imagens dentárias para ajudar os dentistas forenses a estimar a idade e o sexo dos indivíduos, especialmente em casos que envolvam restos mortais não identificados.

- Reconstrução facial: A Inteligência Artificial pode ser utilizada para criar modelos 3D de dentes e maxilares para utilização na reconstrução facial de restos mortais não identificados.
- Análise de marcas de dentadas: A Inteligência Artificial pode ser utilizada para analisar e comparar marcas de dentadas que podem ser utilizadas como prova em processos criminais. Este processo inclui a recolha e preservação de marcas de dentadas, a sua comparação com registos dentários e a interpretação dos resultados. A Inteligência Artificial melhora a análise de marcas de dentadas na ciência forense, melhorando a nitidez da imagem, fazendo corresponder as marcas aos registos dentários e automatizando as tarefas para maior rapidez e precisão, reduzindo assim o erro humano.
- Bases de dados dentárias: A Inteligência Artificial pode ser utilizada para pesquisar e fazer corresponder dados dentários em bases de dados, o que pode ajudar a identificar indivíduos.
- Chatbots: Os chatbots alimentados por Inteligência Artificial podem ser utilizados para responder a perguntas e educar as pessoas sobre a medicina dentária forense.
- Automatização de tarefas: A inteligência artificial pode ser utilizada para automatizar tarefas específicas, como a análise de imagens dentárias, reduzindo a necessidade de trabalho humano manual e aumentando a velocidade e a precisão da identificação.[73]

Além disso, a IA contribui para o domínio inovador da "bioimpressão", que permite a criação de tecidos e órgãos vivos através de camadas sucessivas de células. Esta tecnologia mais recente é promissora para a reconstrução de tecidos duros e moles orais perdidos devido a razões patológicas ou acidentais. Estes avanços sublinham o potencial transformador da IA na medicina dentária, abrindo caminho a melhores cuidados e resultados de tratamento para os pacientes. Também optimiza a precisão e a personalização dos implantes dentários bioimpressos, garantindo uma melhor integração com as estruturas anatómicas únicas do doente. [74]

PREVISÃO DA VIABILIDADE DAS CÉLULAS ESTAMINAIS

Num estudo de **Bindal P *et al* (2017)75**, utilizaram um método chamado inferência neuro-fuzzy para avaliar células estaminais extraídas da polpa dentária para tratamentos regenerativos. Ao exporem estas células estaminais a lipopolissacarídeos de bactérias num cenário clínico simulado, conseguiram prever a sobrevivência das células. Este método ajudou a prever a sobrevivência das células após vários procedimentos de regeneração propensos a infecções microbianas. Os cientistas testaram a viabilidade das células após a indução de inflamação através da administração de lipopolissacáridos às células estaminais da polpa. Em seguida, avaliaram a exatidão das previsões feitas utilizando a inferência neuro-fuzzy para prever a sobrevivência destas células estaminais quando invadidas por micróbios.

INTELIGÊNCIA ARTIFICIAL NO ENSINO DENTÁRIO

Desde a sua criação na década de 1980, o domínio dos sistemas de tutoria inteligente tem registado progressos significativos. Particularmente no ensino dentário, a IA é cada vez mais utilizada para simular cenários clínicos, minimizando assim os riscos associados à formação em pacientes vivos. Esta abordagem conduziu a melhorias substanciais no fornecimento de feedback aos estudantes durante a formação pré-clínica com pacientes virtuais. Através de interfaces interactivas, os estudantes podem avaliar o seu desempenho e compará-lo com os padrões ideais, promovendo ambientes de aprendizagem de elevada qualidade.

Numerosos estudos investigaram a eficácia destes sistemas e demonstraram de forma consistente que os estudantes progridem mais rapidamente no desenvolvimento de competências - quando utilizam simuladores baseados em IA em comparação com unidades de simuladores tradicionais. Este avanço não só melhora a experiência de aprendizagem como também assegura práticas de formação mais seguras e eficientes para os futuros profissionais de medicina dentária.[70]

INTELIGÊNCIA ARTIFICIAL NOS EQUIPAMENTOS DENTÁRIOS

Na medicina dentária, a IA oferece avanços notáveis, nomeadamente na evolução da cadeira dentária. Das cadeiras manuais de pressão hidráulica, a medicina dentária progrediu para cadeiras eléctricas equipadas com vários sensores. A mais recente inovação inclui a funcionalidade de comando de voz, eliminando a necessidade de manipulação física por parte do dentista. Os comandos de voz facilitam várias operações e espera-se que as futuras cadeiras monitorizem os sinais vitais, os níveis de ansiedade, o conforto do paciente e a duração do procedimento. Também alertarão os operadores para quaisquer desvios, exemplificando o desenvolvimento contínuo da tecnologia de IA.[76]

Em conclusão, a aplicação da inteligência artificial em vários ramos da medicina dentária representa um salto transformador no campo, prometendo melhores cuidados aos pacientes, maior precisão de diagnóstico e um planeamento de tratamento simplificado. Desde a análise de imagens e a modelação preditiva até às consultas virtuais e às cirurgias assistidas por robôs, as tecnologias de IA estão a revolucionar todos os aspectos da prática dentária. Embora subsistam desafios como a privacidade dos dados, as considerações éticas e a integração nos fluxos de trabalho existentes, os potenciais benefícios ultrapassam largamente estes obstáculos. A adoção de soluções orientadas para a IA não só capacita os profissionais de medicina dentária a prestarem cuidados mais precisos e personalizados, como também promove a inovação e a colaboração em toda a comunidade dentária, acabando por fazer avançar os cuidados de saúde oral para os pacientes em todo o mundo.

APLICAÇÕES DA I.A. NA SAÚDE DENTÁRIA PEDIÁTRICA

A Inteligência Artificial (IA) tem-se tornado cada vez mais omnipresente em vários domínios, revolucionando as práticas tradicionais e abrindo novas vias para a inovação. No domínio dos cuidados de saúde, o impacto da IA é particularmente profundo, com aplicações que vão desde o diagnóstico a planos de tratamento personalizados. A odontopediatria, um campo especializado focado na saúde oral das crianças, não é exceção a esta onda transformadora. As tecnologias de IA estão a ser aproveitadas para simplificar os processos, melhorar os diagnósticos e os resultados dos tratamentos nos cuidados dentários pediátricos. Desde a deteção precoce de problemas dentários até à facilitação da comunicação entre dentistas e pacientes jovens, a IA está a remodelar o panorama da medicina dentária pediátrica, oferecendo soluções promissoras para enfrentar os desafios únicos associados à saúde dentária das crianças. Neste capítulo, exploramos as diversas aplicações da IA na medicina dentária pediátrica e as potenciais implicações para melhorar a qualidade dos cuidados prestados aos jovens pacientes.

A introdução de dispositivos de controlo da dor alimentados por inteligência artificial representa uma abordagem revolucionária na medicina dentária pediátrica, eliminando a necessidade de injecções tradicionais. Estes dispositivos inovadores utilizam tecnologias avançadas, como óculos de quatro dimensões, filmes imersivos, animações interactivas e jogos baseados na realidade virtual, para ajudar a modificar o comportamento dos jovens pacientes.

Ao aproveitar o poder da inteligência artificial, estes dispositivos oferecem uma alternativa mais inteligente e mais eficaz para a gestão da dor durante os procedimentos dentários em crianças. As experiências imersivas proporcionadas pelos óculos e as simulações de realidade virtual ajudam a distrair e a acalmar os pacientes pediátricos, reduzindo a ansiedade e o desconforto associados às consultas dentárias.[77]

Com estas ferramentas de ponta, os dentistas pediátricos podem criar um ambiente mais positivo e sem stress para os jovens pacientes, melhorando assim a sua experiência dentária global. Esta abordagem inovadora não só melhora o conforto do paciente, como também promove uma melhor cooperação e adesão durante os procedimentos, conduzindo a resultados mais bem sucedidos na prática da pedodontia. As áreas de investigação da Inteligência Artificial em Pedodontia são apresentadas na Figura 18.

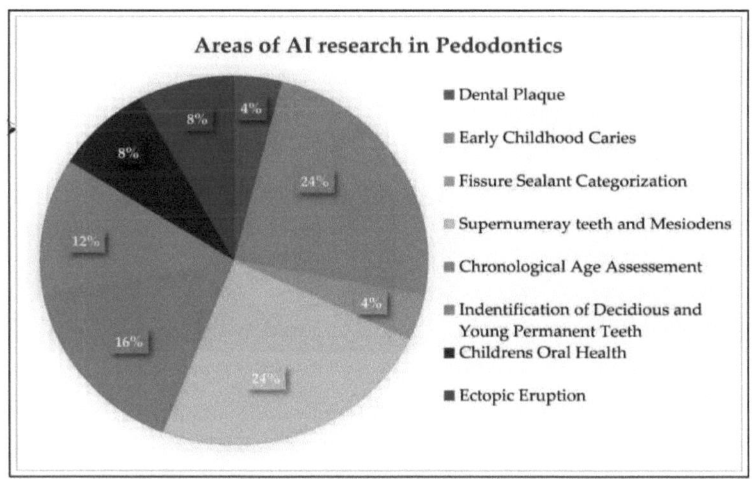

Figura 18 : Áreas de investigação de IA em Pedodontia

<u>INTELIGÊNCIA ARTIFICIAL NO DIAGNÓSTICO</u>

- **Descrição automática de pontos de referência anatómicos em radiografias panorâmicas na população pediátrica**

Simplifica o diagnóstico e o planeamento do tratamento, identificando com precisão estruturas críticas, tais como dentes em desenvolvimento, centros de crescimento e pontos de referência ósseos. Facilitando assim avaliações precisas e invenções personalizadas, assegurando resultados óptimos em termos de saúde oral para pacientes jovens (Figura 19).[78]

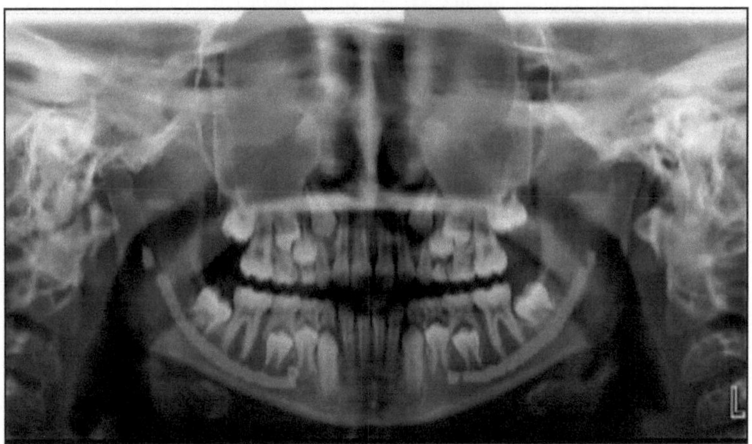

Figura 19 : Identificação de marcos anatómicos por IA

- **Modelos de previsão**

Os Algoritmos Genéticos (AG) e as Redes Neuronais Artificiais (RNA) têm-se revelado valiosos na previsão e interpretação de fenómenos biológicos como a cárie dentária. Com um conjunto de dados de treino bem construído, que reflicta as caraterísticas de uma população específica, os algoritmos genéticos e as redes neurais artificiais podem prever eficazmente o tamanho dos dentes não irrompidos.

Um modelo de previsão baseado numa rede neural artificial ajuda a prever a ocorrência de dores de dentes, considerando factores como a duração da escovagem dos dentes, a frequência da escovagem diária, os hábitos de substituição da escova de dentes, a utilização de fio dentário, os procedimentos de destartarização e as influências epigenéticas, como os padrões alimentares e as rotinas de exercício. Assim, pode ser feita uma previsão precisa da dor de dentes, sublinhando a importância futura das práticas de higiene oral, hábitos alimentares saudáveis e prevenção do stress para evitar as dores de dentes.[79]

- **Deteção de dentes decíduos e permanentes jovens**

A rede neural convolucional (CNN), uma arquitetura proeminente na aprendizagem profunda, é amplamente reconhecida pela sua eficácia em tarefas de reconhecimento de objectos. Cada vez mais, métodos de aprendizagem profunda como a CNN estão a ser aproveitados para a avaliação e enumeração de dentes decíduos em pacientes pediátricos. Vários modelos, como R-CNN, Faster R-CNN, YOLOv3 e YOLOv4, foram utilizados para a identificação e deteção de objectos.

As técnicas de deteção de objectos são categorizadas em detectores de fase única, exemplificados pelo algoritmo YOLO, e detectores de duas fases, como Mask-RCNN, R-CNN e Faster R-CNN. A identificação dos dentes constitui a base dos sistemas de deteção automatizados, que identificam as doenças dentárias que afectam dentes específicos. Enquanto as técnicas anteriores se baseavam predominantemente em métodos baseados em regiões e em limiares para a numeração dos dentes, os avanços recentes têm-se orientado para abordagens baseadas em CNN (Figura 20).[80]

Caliskan S ***et al*** **(2021)**[81] utilizaram algoritmos CNN para identificar e categorizar com sucesso molares submersos, demonstrando a eficácia desta abordagem. No entanto, é necessária mais investigação para explorar a utilização de algoritmos de numeração de dentes para identificar germes dentários ausentes, o que poderia oferecer informações valiosas para os médicos dentistas na determinação de estratégias de tratamento mais precisas.

Num estudo relacionado, **Kilic M *et al* (2021)**[82] investigaram a aplicação de uma abordagem R-CNN inception v2 mais rápida para reconhecer e numerar dentes decíduos em radiografias panorâmicas pediátricas. Os seus resultados revelaram boas pontuações de sensibilidade e precisão na deteção e numeração de dentes decíduos. Assim, a deteção e numeração de dentes é importante tanto para a prática clínica como para a identificação forense.

Kaya E *et al* (2022)[80] avaliaram a eficácia de um sistema de aprendizagem profunda para o reconhecimento e a contagem automáticos de dentes. Eles utilizaram o YOLOv4, um modelo de identificação de objetos baseado em CNN conhecido por sua eficiência na deteção e categorização de objetos em imagens. Ao contrário dos detectores tradicionais de dois estágios, o YOLOv4 opera como um estágio único detetor, permitindo que ele reconheça e conte rapidamente os dentes decíduos e permanentes em uma única imagem.

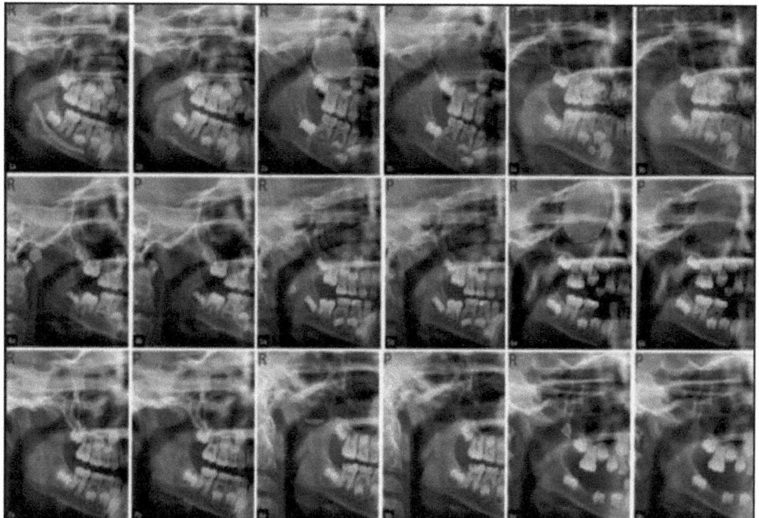

Figura 20 : Identificação de objectos por modelo de deteção automatizado

O modelo YOLOv4 utiliza técnicas de identificação de objectos em tempo real, identificando rapidamente vários objectos e delineando caixas delimitadoras em torno de cada objeto detectado para denotar a área de deteção. A sua velocidade e precisão excepcionais fazem dele a escolha ideal para tarefas de reconhecimento de objectos, como a contagem de dentes. Assim, o YOLOv4 revela-se uma ferramenta eficaz na automatização dos processos de análise de imagens dentárias com rapidez e precisão.[80]

> Identificação de mesiodens e dentes supranumerários

A inteligência artificial provou ser um recurso significativo no diagnóstico de mesiodens, particularmente através da utilização de modelos únicos de aprendizagem profunda. O desafio de identificar dentes supranumerários em radiografias panorâmicas é muitas vezes exacerbado pela proficiência de triagem de pessoal dentário inexperiente. Além disso, o diagnóstico de dentição mista em crianças representa um desafio significativo para muitos dentistas gerais.[83] Para resolver essas limitações, os métodos de aprendizagem profunda baseados em redes neurais convolucionais (CNN) oferecem um apoio substancial na triagem de dentes supranumerários, conforme mostrado na Figura 21.

Ahn Y ***et al*** **(2021)**[84] utilizaram um modelo de aprendizagem profunda para detetar mesiodens na dentição primária ou mista, sugerindo o seu potencial para melhorar a precisão e a eficiência do diagnóstico para clínicos com experiência clínica limitada. O seu estudo utilizou vários modelos de aprendizagem profunda, incluindo SqueezeNet, ResNet 18, ResNet 101 e Inception-ResNet-V2, observando uma correlação entre a profundidade da rede e a precisão da classificação para a deteção de mesiodens. Embora dois modelos de aprendizagem profunda tenham demonstrado resultados mais rápidos em comparação com a avaliação humana, as suas taxas de precisão ficaram ligeiramente atrás da deteção humana. As arquitecturas híbridas que integram a força de vários modelos de aprendizagem profunda podem potencialmente melhorar o processamento rápido e a utilidade da IA. No entanto, apesar da sua eficácia, estes modelos CNN enfrentam algumas limitações. Um desses desafios é a escassez de conjuntos de dados disponíveis para treino, nomeadamente os que abrangem diversos casos e modalidades de imagiologia para além das radiografias panorâmicas bidimensionais. Para melhorar a aplicabilidade destes modelos no mundo real, é imperativo aumentar o seu treino com um repositório abrangente de fotografias médicas provenientes de várias instituições[84].

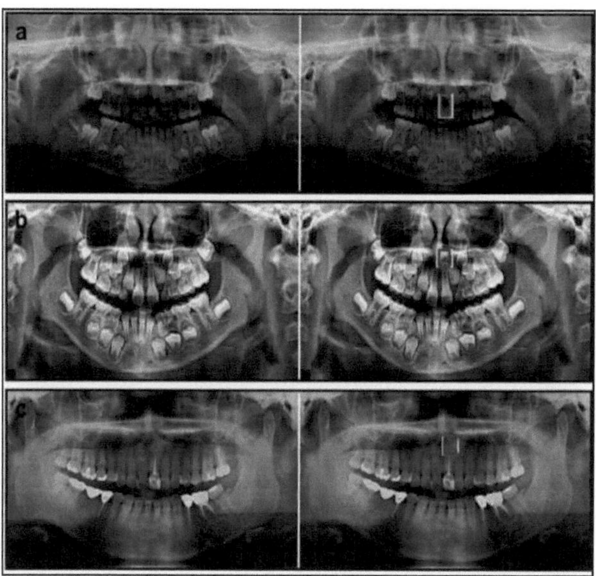

Figura 21: Identificação de dentes supranumerários pelo modelo CNN

Embora a disponibilidade de conjuntos de dados de uma única instituição possa ser restrita, a capacidade dos modelos baseados em IA para rotular imagens para além do âmbito das radiografias convencionais representa uma vantagem notável. Isto sublinha a importância de aperfeiçoar e expandir continuamente o conjunto de dados para abranger um vasto espetro de cenários clínicos, reforçando assim o desempenho e a versatilidade das ferramentas de diagnóstico baseadas em IA na medicina dentária.[85]

Num estudo realizado por **Kuwada C *et al* (2020)86**, a aplicação de algoritmos de aprendizagem profunda, como DetecNet e AlexNet, demonstrou ser promissora na deteção de dentes supranumerários maxilares impactados em radiografias panorâmicas. No entanto, a presença de dentes permanentes não irrompidos nos pacientes constituiu um desafio para uma deteção precisa.

Enfrentando este desafio, **Ha E *et al* (2021)**[87] propuseram um modelo baseado no YOLOv3 para identificar mesiodens em grupos de dentição primária, mista e permanente. O seu estudo demonstrou a eficácia deste modelo na prática clínica, particularmente quando comparado com a investigação anterior centrada apenas na dentição permanente por **Kuwada C *et al* (2020)**[86]. O método YOLO, que representa um avanço notável nas técnicas de deteção de aprendizagem profunda (DL), apresentou um desempenho superior na deteção de mesiodens.

Embora o estudo de **Ha E *et al* (2021)**[87] tenha realçado o potencial do modelo YOLOv3, reconheceram a limitação de uma amostra de menor dimensão e sugeriram que a incorporação de dados de vários centros poderia melhorar o desempenho do modelo.

Por conseguinte, a utilização de métodos de aprendizagem profunda baseados na CNN representa um avanço promissor no apoio aos dentistas nos seus esforços de diagnóstico. No entanto, são essenciais mais melhorias para otimizar a sua aplicabilidade clínica antes de se conseguir uma adoção generalizada. Olhando para o futuro, existe uma necessidade premente de desenvolver sistemas de diagnóstico abrangentes capazes de acomodar uma gama diversificada de idades e condições orais.[83]

- **Erupção ectópica do primeiro molar**

A erupção ectópica, caracterizada pela emergência de um dente numa localização irregular, manifesta-se frequentemente durante a dentição mista precoce. Esta condição pode levar a vários efeitos adversos, incluindo o estreitamento da arcada dentária, a perda de espaço interdentário, a má oclusão e a absorção da superfície distal do segundo molar primário. O diagnóstico precoce desempenha um papel crucial no planeamento do tratamento e ajuda a prevenir potenciais complicações.

Tanto a avaliação clínica quanto a radiológica são empregadas para identificar erupções ectópicas, com vários tipos de radiografias utilizadas no processo de diagnóstico, como a tomografia computadorizada de feixe cônico (TCFC), a panorâmica, a oclusal e a periapical. Entre estas, as radiografias panorâmicas oferecem uma visão abrangente de todos os dentes e estruturas circundantes, facilitando a avaliação da posição dos dentes e da erupção ectópica. No entanto, as desvantagens da radiografia panorâmica incluem a sua limitação à imagem 2D, ampliação restrita e sobreposição estrutural anatómica[88].

Com os rápidos avanços na radiómica e na inteligência artificial (IA), as redes neurais convolucionais multicamadas (CNN) surgiram como ferramentas valiosas no diagnóstico dentário. **Zhu H *et al* (2022)**[89] realizaram um estudo utilizando o modelo de redes neurais (nn) U-Net, que demonstrou consistência e precisão superiores na deteção e segmentação de erupções molares ectópicas durante o período de dentição mista. Através da análise do desempenho de vários modelos, incluindo a rede U, a rede R2U, a rede U de atenção e a rede nnU, verificou-se que a rede nnU se destacava particularmente no aumento semântico, uma tarefa difícil que depende da complexidade e do tamanho do conjunto de dados. Adaptando caraterísticas como o processamento de dados e as técnicas de formação, a nnU-Net ajusta-se dinamicamente a qualquer conjunto de dados, produzindo um desempenho ótimo do modelo.

Do mesmo modo, **Liu J *et al* (2022)**[90] desenvolveram uma abordagem de rastreio automatizada capaz de identificar a erupção ectópica dos molares maxilares com uma precisão comparável à dos pedodontistas. Embora os modelos de reconhecimento de imagens assistidos por IA se mostrem promissores para melhorar a precisão dos intérpretes humanos, é importante notar que as técnicas de aprendizagem profunda não são infalíveis e que é necessário um maior refinamento para alcançar uma precisão de identificação óptima. Assim, a colaboração contínua entre os criadores de IA, os clínicos e os investigadores é essencial para melhorar iterativamente estes modelos.[90]

- **Avaliação da idade cronológica em crianças e adolescentes**

A determinação exacta da idade de restos mortais humanos é crucial para os clínicos, especialmente em casos forenses. Do mesmo modo, a avaliação da idade das crianças durante as adopções ou em casos de permanência ilegal em determinados países requer uma avaliação métrica fiável da idade. O desenvolvimento dos dentes, que é mais rápido nas raparigas devido ao dimorfismo sexual, desempenha um papel importante na avaliação da idade. Recentemente, as redes neuronais artificiais (RNA) ganharam força na análise de dados médicos, oferecendo diagnósticos mais eficientes e precisos. Utilizando as RNA, os clínicos podem melhorar as avaliações relacionadas com a idade, contribuindo para uma melhor tomada de decisões e para a prestação de cuidados aos doentes.[91]

A avaliação da idade dentária baseia-se normalmente no método clínico ou no método pantomográfico. O método clínico é conhecido pela sua simplicidade e resultados rápidos, mas é propenso a produzir resultados altamente imprecisos. Em contrapartida, os métodos pantomográficos, que avaliam a mineralização dos botões dentários, oferecem uma maior precisão.

Ao longo do tempo, foram desenvolvidos vários métodos de avaliação da idade, cada um deles adaptado a crianças e adolescentes de diferentes idades. Estes métodos variam nos seus níveis de exatidão e aplicabilidade, proporcionando aos clínicos um leque de opções de escolha com base no grupo etário específico que está a ser avaliado.[91]

A avaliação da idade dentária baseia-se normalmente no método clínico ou no método pantomográfico. O método clínico é conhecido pela sua simplicidade e resultados rápidos, mas é propenso a produzir resultados altamente imprecisos. Em contraste, os métodos pantomográficos, que avaliam a mineralização dos botões dentários, oferecem maior precisão.[91]

Ao longo do tempo, foram desenvolvidos vários métodos de avaliação da idade, cada um deles adaptado a crianças e adolescentes de diferentes idades. Estes métodos variam nos seus níveis de exatidão e aplicabilidade, proporcionando aos clínicos um leque de opções de escolha com base no grupo etário específico que está a ser avaliado.[91]

Zaborowicz M *et al* (2021)[92] concentraram-se no desenvolvimento de um método inovador para determinar com precisão a idade cronológica de crianças e adolescentes com idades compreendidas entre os 4 e os 15 anos. A sua abordagem envolveu a utilização de imagens pantomográficas digitais e modelação neural, representando uma nova aplicação de imagens pantomográficas para avaliação da idade métrica. Este método oferece simplicidade e atinge uma precisão quase perfeita na estimativa da idade. Uma das principais limitações desta abordagem é o facto de se basear apenas em imagens pantomográficas, excluindo fotografias 2D. Apesar disso, marca um avanço significativo nas técnicas de avaliação da idade dentária devido à sua exatidão e simplicidade.[92]

Do mesmo modo, **Bunyarit S *et al* (2020)**[93] utilizaram uma técnica computacional de rede neural artificial (RNA) para desenvolver novas classificações de maturidade dentária derivadas das pontuações de Demirjian. O seu estudo centrou-se na avaliação da idade de crianças e adolescentes chineses da Malásia. Os resultados revelaram que estas novas classificações de maturidade dentária são promissoras para determinar com precisão a idade neste grupo populacional.

Num estudo intrigante de **Lee Y *et al* (2022)**[94], os investigadores exploraram a utilização de 18 parâmetros radiomorfométricos extraídos de radiografias panorâmicas (RP) para efeitos de estimativa da idade. O seu estudo centrou-se no desenvolvimento de algoritmos de aprendizagem automática (ML) adaptados a esta tarefa.

Os resultados revelaram que os algoritmos de ML apresentaram uma eficiência superior na estimativa da idade em comparação com os métodos tradicionais. Ao tirar partido de um conjunto abrangente de parâmetros radiomorfométricos e de técnicas computacionais avançadas, estes modelos de AM demonstraram uma maior precisão e fiabilidade na estimativa da idade a partir de radiografias panorâmicas. Isto realça o potencial dos algoritmos de ML para revolucionar as práticas de estimativa de idade em radiologia dentária, oferecendo caminhos promissores para avaliações mais precisas e eficientes em ambientes clínicos.

INTELIGÊNCIA ARTIFICIAL NA HIGIENE ORAL

➢ Avaliar a saúde oral das crianças

No domínio dos cuidados de saúde, a saúde oral tem frequentemente menos prioridade, especialmente em regiões com recursos limitados. Para resolver este problema, a OMS introduziu um questionário de saúde oral para adultos e crianças. **Liu H *et al* (2018)**[95] desenvolveram um modelo que incorpora a aprendizagem automática para criar ferramentas abrangentes de avaliação da saúde oral. Este modelo foi principalmente orientado pelo quadro PROMIS (Sistema de Informação de Medição de Resultados Reportados pelo Paciente), que foi criado por um painel de peritos que incluía dentistas pediátricos, dentistas gerais, cientistas sociais e peritos PROMIS. Este modelo serve de base para a avaliação de programas e o planeamento de políticas.

Wang Y *et al* (2020)[96] desenvolveram uma ferramenta de avaliação para ajudar os pais a avaliarem o estado de saúde oral dos seus filhos e as necessidades de tratamento, dando ênfase às dimensões física, mental e social. A eficácia desta ferramenta depende do enquadramento das perguntas, dos níveis de compreensão, do momento do inquérito e da qualidade do algoritmo de aprendizagem automática. Este conjunto de ferramentas complementa, mas não substitui, os exames dentários tradicionais, fornecendo informações sobre as necessidades de tratamento e prevendo o estado de saúde oral utilizando o Índice do Estado de Saúde Oral das Crianças (COHSI).

Gajic M ***et al*** **(2021)**[97] examinaram o impacto da saúde oral na qualidade de vida dos adolescentes utilizando métodos estatísticos e algoritmos de IA, encontrando um alinhamento entre a intuição humana e a categorização das respostas pela máquina. Os algoritmos de IA revelaram grupos distintos de inquiridos, oferecendo informações para além das classificações tradicionais.

Os conjuntos de ferramentas baseados na aprendizagem automática beneficiam várias partes interessadas, incluindo dentistas, pais e crianças, fornecendo avaliações abrangentes da saúde oral e informações sobre o tratamento. A integração da IA na medicina dentária exige literacia digital entre os futuros profissionais de medicina dentária para aumentar a precisão e a eficiência do diagnóstico, melhorando os cuidados prestados aos pacientes[96].

> Placa dentária

A placa dentária, uma coleção complexa de colónias bacterianas nas superfícies dentárias, particularmente em torno das margens gengivais e dos espaços interproximais, é difícil de diagnosticar devido à sua semelhança com a estrutura dentária. Os métodos de deteção tradicionais, como exploradores ou soluções reveladoras, são incómodos, desagradáveis e podem manchar os tecidos. As tecnologias alternativas, como a análise de imagens digitais e a espetroscopia de autofluorescência, são dispendiosas e limitadas. No entanto, a fotografia digital combinada com software avançado de análise de imagem oferece uma solução promissora para detetar e monitorizar com precisão a placa bacteriana em ambientes clínicos, como mostra a Figura 22.[98]

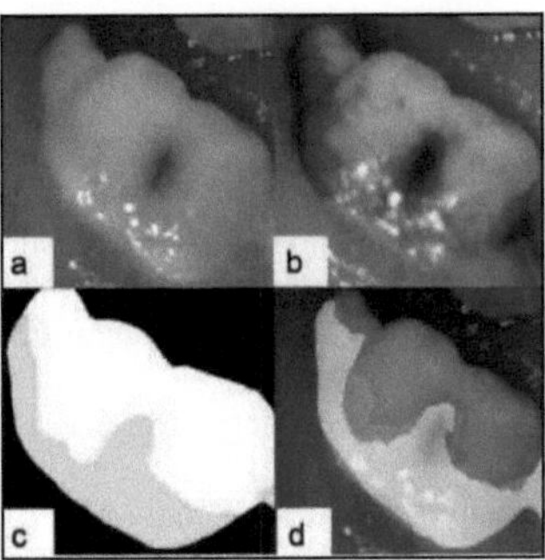

Figura 22 : Deteção de placa dentária utilizando um modelo de IA

No entanto, os recentes avanços na inteligência artificial (IA) abriram caminho para novas abordagens na deteção da acumulação de placa dentária nos dentes decíduos, assinalando um marco significativo na odontopediatria. Um estudo pioneiro conduzido por **You W *et al* (2020)** [99] introduziu técnicas de aprendizagem profunda baseadas em modelos de IA, empregando especificamente estruturas de Rede Neural Convolucional (CNN), para identificar com precisão os dentes decíduos afetados pela placa bacteriana. Aproveitando um conjunto de dados composto por 886 fotografias de dentes, os sistemas de IA desenvolvidos demonstraram um desempenho comparável ao de dentistas pediátricos treinados, apresentando níveis de precisão clinicamente aceitáveis (Figura 23). No entanto, persistem algumas limitações, nomeadamente a variabilidade dos resultados com base na qualidade da imagem e a natureza opaca da metodologia de identificação da placa bacteriana subjacente à IA.

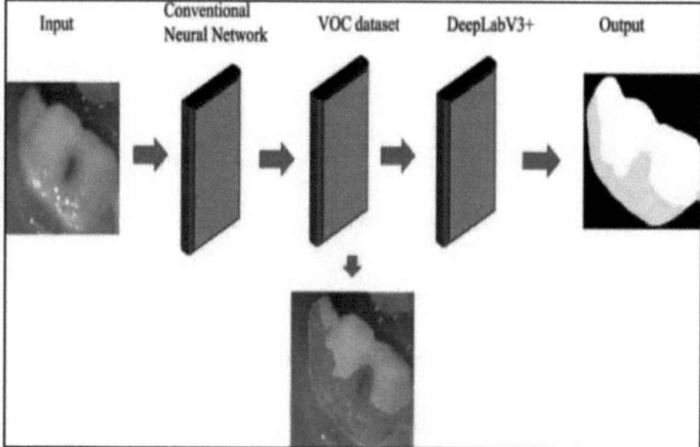

Figura 23: O processo de formação do modelo de IA

A resolução destes constrangimentos é a chave para uma adoção mais ampla da tecnologia de IA, potencialmente capacitando tanto os médicos como os pais para monitorizarem proactivamente a higiene oral das crianças em ambientes quotidianos.

➢ **Utilização de escovas de dentes com cérebro**

A última inovação neste domínio é a escova de dentes Oral-B iO Series 9, concebida para otimizar a duração, a pressão, o ângulo e a cobertura da escovagem. Asseguram a remoção completa da placa bacteriana e a saúde das gengivas. Sensores sofisticados e análise de dados permitiram a deteção precoce de potenciais problemas dentários, tais como áreas com maior risco de cárie devido a pontos constantemente perdidos. Estas escovas de dentes com IA utilizam frequentemente a visão computorizada e a aprendizagem automática para analisar o movimento de escovagem do utilizador, detectando áreas que necessitam de mais atenção e fornecendo feedback em tempo real através de aplicações móveis ou de ecrãs no punho . A iO Series 9 apresentava sete modos inteligentes para várias necessidades de higiene oral, um sensor de pressão interativo com luzes coloridas para indicar a pressão de escovagem adequada e um visor digital com mensagens personalizadas. A sua caraterística mais inovadora foi a tecnologia de IA conectada, que emparelhou com uma aplicação via Bluetooth para mostrar um mapa 3D em tempo real da cobertura dos dentes, fornecer pontuações de escovagem e permitir que os utilizadores registem informações adicionais sobre cuidados orais.[100]

Uma escova de dentes eléctrica inteligente oferece uma solução abrangente para garantir uma higiene oral eficaz, tornando a escovagem uma experiência divertida e envolvente para as crianças. Equipada com sensores avançados, a pega da escova de dentes fornece feedback em tempo real através de uma aplicação complementar, garantindo que os utilizadores mantêm técnicas e hábitos de escovagem adequados. A escova de dentes inteligente alerta os utilizadores se aplicarem demasiada força, orienta-os sobre onde escovar para uma cobertura ideal e monitoriza outros factores cruciais para a saúde dentária. Além disso, para as crianças, a escova de dentes, com a ajuda do processamento de linguagem natural, incorpora jogos e funcionalidades interactivas para tornar o processo de escovagem agradável e incentivar hábitos de escovagem regulares.[101]

Através da combinação de uma tecnologia avançada de sensores com elementos interactivos, estas escovas de dentes inteligentes melhoram a higiene oral e promovem hábitos saudáveis tanto em adultos como em crianças, tornando os cuidados dentários uma parte agradável e sem falhas das rotinas diárias.[101]

CARTES DA PRIMEIRA INFÂNCIA

A Cárie Precoce da Infância (CPI) representa um desafio complexo, com múltiplos factores contribuintes que vão desde influências ambientais e comportamentais a potenciais predisposições genéticas. Apesar dos esforços para compreender a etiologia, a desconexão entre estes factores levanta questões sobre o papel dos mecanismos biológicos subjacentes, particularmente os factores genéticos, na formação da cárie.[102]

Os investigadores identificaram vários genes e polimorfismos genéticos implicados nas lesões dentárias, no entanto, muitos estudos carecem de associações genéticas abrangentes com a doença. Reconhecendo o potencial significado das influências genéticas, **Zaorska K *et al* (2021)**[103] propõem a utilização de polimorfismos de nucleótido único (SNPs) como uma ferramenta preditiva valiosa para avaliar o risco de cárie. Tais conhecimentos poderiam capacitar os clínicos a adaptar estratégias de prevenção no início da vida de uma criança e orientar os pais na promoção de hábitos alimentares mais saudáveis.

No seu estudo, **Zaorska K *et al* (2021)**[103] utilizaram redes neurais artificiais para prever a probabilidade de cárie dentária com base em polimorfismos genéticos. Os dados preditivos gerados a partir destas análises são promissores não só para evitar as cáries nas crianças através de medidas proactivas, mas também para facilitar a intervenção precoce nos indivíduos afectados, melhorando assim a qualidade de vida global.

Num estudo realizado por **Park Y *et al* (2021)**[104], vários modelos baseados na aprendizagem automática, como o XG Boost, a floresta aleatória e o Light GBM, foram comparados com um modelo de regressão tradicional para a deteção de cáries na primeira infância (CCE). Apesar de empregar três algoritmos de aprendizagem automática diferentes e comparar os resultados com um modelo de regressão logística, o estudo não encontrou diferenças significativas de desempenho entre eles. Apesar das suas limitações, estes modelos prevêem a presença de CCE em crianças em idade pré-escolar utilizando inquéritos e exames simples. Ajudam a identificar grupos de alto risco, a implementar terapias preventivas e a formular políticas de prevenção do CEC. O aperfeiçoamento e a validação contínuos através de estudos longitudinais e de aplicações no mundo real podem aumentar a sua eficácia. Os principais objectivos deste modelo são melhorar a educação para a saúde oral dos encarregados de educação das crianças em idade pré-escolar e reduzir a incidência de CCE. Através de intervenções direcionadas e da elaboração de políticas informadas, pretende-se mitigar o impacto da CCE e melhorar os resultados da saúde oral em crianças pequenas.[104]

Koopai M *et al* (2021)[105], através de análise estatística e métodos de aprendizagem automática, investigaram os níveis de cistatina S salivar e dados demográficos em pacientes com cáries da primeira infância (CCE) em comparação com indivíduos sem cáries. Empregando vários modelos de aprendizagem supervisionada, tais como redes neurais feed-forward, XGBoost, Random Forest e Support Vetor Machines (SVM), procuraram discernir padrões entre os doentes com CCE e os controlos saudáveis. Os seus resultados sugeriram que a incorporação dos níveis de cistatina S salivar poderia aumentar a eficácia das abordagens de aprendizagem automática na distinção entre casos de CCE e indivíduos sem cáries. É importante salientar que a utilização de técnicas de aprendizagem automática não simplifica a descoberta de factores-chave na avaliação dos níveis de CCE; pelo contrário, facilita o desenvolvimento de algoritmos informáticos capazes de considerar uma multiplicidade de variáveis e as suas intrincadas interações.

Pang L *et al* (2021)[106] no seu estudo esforçaram-se por construir um novo Modelo de Previsão do Risco de Cárie (MPCR) que não só considerou as influências ambientais, mas também incorporou factores genéticos. Esta abordagem abrangente teve como objetivo fornecer uma compreensão mais holística da avaliação do risco de cárie.

Ao nível da comunidade, o MPCR tem um potencial significativo como ferramenta para identificar populações com elevado risco de cárie. Ao integrar os factores ambientais e genéticos, os decisores políticos podem obter informações valiosas para o planeamento estratégico de medidas preventivas. Esta abordagem proactiva não só permite intervenções direcionadas, como também facilita a atribuição de recursos onde eles são mais necessários, promovendo assim melhores resultados de saúde oral para as gerações futuras.[106]

Com o início da pandemia de COVID-19, a preferência por consultas online aumentou, o que levou a uma maior necessidade de sensibilização dos pais e métodos eficazes para avaliar a saúde oral das crianças à distância. Nestas circunstâncias, dispor de um conjunto estruturado de perguntas de inquérito torna-se crucial para avaliar a saúde oral de uma criança quando as avaliações físicas por dentistas são impraticáveis.

Reconhecendo esta necessidade, **Ramos-Gomez F *et al* (2021)**[107] propuseram a utilização de algoritmos de aprendizagem automática (ML), especificamente o algoritmo de floresta aleatória (RF), para identificar questões-chave dos questionários aos pais que poderiam prever a presença de cáries activas em crianças. Ao analisar estes resultados, a equipa de investigação realizou posteriormente avaliações físicas dos participantes no estudo.

Esta abordagem inovadora sugere que os algoritmos de ML, quando aplicados a inquéritos de saúde oral, podem ajudar os dentistas a antecipar a probabilidade de cáries dentárias em recém-nascidos e crianças pequenas. Ao integrar preditores primários de cárie dentária nos seus protocolos de avaliação de risco, os médicos dentistas podem educar melhor os pacientes e os prestadores de cuidados sobre a manutenção de práticas de higiene oral óptimas, como se mostra na Figura 24.

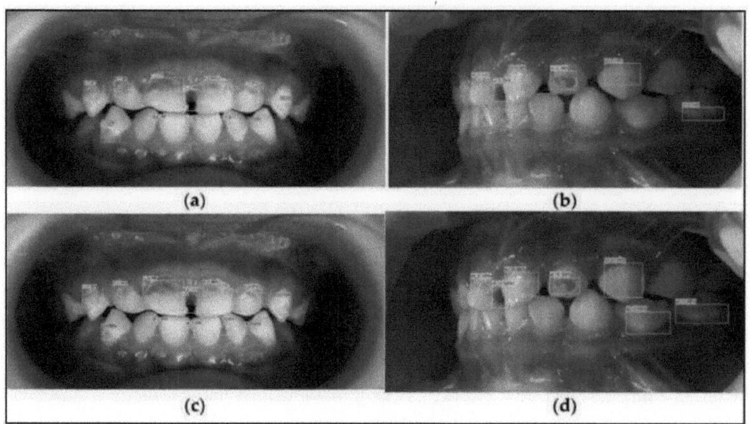

Figura 24 : Deteção de cáries na primeira infância por aprendizagem automática

DENTISTERIA RESTAURADORA PEDIÁTRICA

A Inteligência Artificial (IA) está a remodelar rapidamente a paisagem da medicina dentária pediátrica, particularmente no domínio dos procedimentos de restauração, trazendo uma série de vantagens, incluindo uma maior eficiência, precisão e apelo estético. A liderar esta onda transformadora está a integração da tecnologia de desenho assistido por computador e fabrico assistido por computador (CAD/CAM), atualmente uma pedra angular na dentisteria de restauração pediátrica. Esta tecnologia, impulsionada pela IA, permite aos médicos dentistas criar restaurações com uma precisão e velocidade sem paralelo.[108]

Uma das principais vantagens da tecnologia CAD/CAM baseada em IA na medicina dentária pediátrica é a redução significativa do tempo de tratamento. As crianças, especialmente as mais pequenas, podem ter dificuldades com procedimentos dentários demorados e podem não tolerar sessões prolongadas. Os sistemas CAD/CAM baseados em IA simplificam o processo de restauração, permitindo sessões de tratamento mais rápidas e eficientes. Além disso, esta tecnologia facilita a criação de restaurações personalizadas que se alinham perfeitamente com a anatomia dentária de uma criança. Esta abordagem individualizada não só melhora os resultados do tratamento, como também minimiza o desconforto e a necessidade de múltiplas consultas.[108]

A precisão é primordial na medicina dentária de restauração, exigindo uma exatidão à escala micrométrica tanto na preparação dos dentes como na colocação da restauração. A Realidade Aumentada (RA), em conjunto com a Inteligência Artificial (IA), melhora esta precisão através da sobreposição de conteúdo virtual sobre estruturas reais. Os algoritmos de IA, incluindo o Deep Learning, analisam as imagens radiográficas para detetar a extensão da cárie, enquanto a tecnologia de RA garante uma orientação, escala e perceção de profundidade adequadas, mesmo durante os movimentos frequentes típicos dos pacientes pediátricos.[108]

Além disso, a IA, particularmente no domínio da aprendizagem profunda, representa um subconjunto transformador da aprendizagem automática. Os modelos de aprendizagem profunda possuem a capacidade de discernir padrões complexos a partir de imagens e radiografias dentárias. Estes modelos podem identificar caraterísticas cruciais como linhas, arestas, cantos e padrões maiores de uma forma hierárquica. Na dentisteria restauradora pediátrica, esta capacidade é muito promissora, particularmente na escavação conservadora de cáries e na preparação de dentes para restaurações acomodatícias.[108]

- **Selante de fissuras**

Os selantes dentários são uma medida de proteção comum aplicada nas superfícies de mastigação dos molares, protegendo-os contra as cáries. Em medicina dentária, são utilizadas várias intervenções, incluindo restaurações dentárias, selantes e medidas protéticas, para tratar diferentes tipos de problemas dentários. Embora as redes neuronais convolucionais (CNN) tenham sido amplamente utilizadas para classificar imagens de diagnóstico e categorizar achados patológicos, estas redes requerem normalmente uma formação especializada para cada problema específico.[109]

Reconhecendo a necessidade de uma identificação eficiente dos selantes dentários, que normalmente se distinguem pela sua cor branca, **Schlickenrieder A *et al* (2021)**[109] lideraram uma equipa de investigação no desenvolvimento de uma CNN baseada em aprendizagem profunda adaptada para este fim. O seu algoritmo baseado em IA apresentou uma precisão de diagnóstico notavelmente elevada em comparação com as classificações convencionais baseadas em CNN.

No entanto, a implementação desta CNN treinada por IA em aplicações clínicas necessita de ser mais explorada e aperfeiçoada. Os desafios incluem a necessidade de investigação dentária abrangente para aperfeiçoar o algoritmo, treino repetido para uma deteção precisa e a categorização sistemática de várias doenças dentárias e respectivos procedimentos de restauração. A resolução destas limitações é essencial para garantir a fiabilidade e a eficácia das tecnologias baseadas em IA na prática dentária.[109]

INTELIGÊNCIA ARTIFICIAL NA GESTÃO DA DOR

➢ Realidade Aumentada e Odontopediatria

A integração da Realidade Aumentada (RA) no domínio da medicina dentária pediátrica está a revolucionar a forma como os profissionais se relacionam com os jovens pacientes e as suas famílias. Esta abordagem de vanguarda aproveita os dados de várias técnicas de imagiologia de diagnóstico, como radiografias periapicais e tomografias computorizadas, para oferecer informações em tempo real aos dentistas, melhorando assim os processos de diagnóstico e tratamento. Ao sobrepor informação digital ao ambiente do paciente, a RA permite aos dentistas comunicar planos de tratamento complexos de forma mais eficaz.[110]

A tecnologia de RA na gestão da dor pediátrica oferece benefícios significativos. Os dentistas podem utilizar a RA para visualizar terminações nervosas precisas e áreas sensíveis em tempo real, diretamente sobrepostas na boca da criança. Isto aumenta a precisão e a concentração durante os procedimentos, levando a uma gestão mais eficaz da dor e a um menor desconforto. O SmartTek e o Kapanu, aplicações baseadas em RA, permitem que as crianças visualizem as opções de alívio da dor e os tratamentos propostos, ajudando a aliviar a ansiedade e o medo. Além disso, a RA facilita a monitorização remota, permitindo que os pais acompanhem a evolução da dor dos seus filhos e recebam orientações dos dentistas à distância, reduzindo a necessidade de visitas presenciais frequentes e tornando a gestão da dor mais acessível e conveniente para as famílias. Ao melhorar a precisão e a comunicação, a tecnologia de RA conduz a melhores resultados em termos de dor e a riscos reduzidos.[110]

➢ **Anestesia local**

As injecções anestésicas são geralmente utilizadas em processos dentários e podem criar desconforto e numerosas complicações associadas, particularmente em casos pediátricos. Os nanorrobôs anestésicos representam uma abordagem inovadora para o controlo da dor durante os procedimentos. A aplicação da nanotecnologia na anestesia inclui a libertação de uma suspensão coloidal analgésica com numerosas moléculas funcionais de nanorrobôs dentários de tamanho micronizado na mucosa gengival do paciente. Ao entrarem em contacto com a mucosa gengival, os nanorrobôs portáteis instalam-se através do sulco gengival, transferem-se facilmente através da lâmina própria ou da camada de tecido solto na ligação cemento-dentinária e penetram na polpa, onde controlam os impulsos nervosos bloqueando as terminações nervosas.[111]

Após a conclusão do tratamento dentário, o dentista estimula os nanorrobôs a restaurar todos os impulsos nervosos e a abandonar o dente de forma análoga. Isto é seguido pela aspiração do dente. Os anestésicos nanorrobóticos proporcionam um maior alívio ao doente, uma seletividade precisa do efeito analgésico, menos efeitos secundários e complicações, um mínimo de ansiedade do doente e controlabilidade e total reversibilidade do efeito analgésico.[111]

Estes nanorrobôs podem ser classificados, com base na sua origem e estrutura, em bionanorrobôs, utilizando máquinas moleculares baseadas em ADN e ATP, ou robôs inorgânicos compostos por materiais diamondóides e fulerenos. Com uma impressionante velocidade de deslocamento de aproximadamente 100 μm/segundo, os nanorrobôs podem alcançar a câmara pulpar em cerca de 100 segundos, semelhante às células imunológicas nativas. Assim, a nanoanestesia é uma abordagem de baixo para cima que procura assentar elementos inferiores em conjuntos mais complicados, cujas ligações covalentes são extremamente fortes.[112]

- **Anestesia geral pediátrica**

Os principais aspectos da administração da anestesia são: (1) Monitorização da profundidade da anestesia (2) Controlo da anestesia (3) Previsão de eventos e riscos (4) Orientação por ultra-sons (5) Gestão da dor (6) Logística da sala de operações.

As aplicações também se centram na monitorização intra-operatória dos doentes, orientando os médicos na tomada de decisões relativas à gestão anestésica e à identificação dos factores de risco dos doentes. As aplicações de IA para utilização em anestesia pediátrica, em conjunto com estas tecnologias, têm o potencial de fazer progredir os cuidados prestados aos doentes e, em última análise, melhorar os seus resultados. A literatura sugere que as aplicações actuais da IA se concentram na previsão dos factores de risco do doente, na estimativa da profundidade anestésica, na orientação da decisão sobre a medicação/técnica anestésica, na assistência à intubação, no dispositivo das vias aéreas, na monitorização das variáveis fisiológicas e na programação do bloco operatório[113].

ONCOLOGIA PEDIÁTRICA

Embora as doenças oncológicas pediátricas continuem a ser raras entre a população pediátrica, a sua incidência está a aumentar de forma constante. O diagnóstico, o tratamento e a gestão dos cuidados de saúde para estas condições são cruciais, com especial ênfase na prevenção de complicações relacionadas com o tratamento. Nos últimos anos, a integração das tecnologias de inteligência artificial (IA) e de aprendizagem automática (ML) tem-se tornado cada vez mais significativa na gestão das doenças oncológicas. Estes avanços conduziram a um melhor diagnóstico precoce dos grupos de risco, a melhorias na radiologia, patologia e tecnologias de imagiologia e a um estadiamento e gestão mais eficazes do cancro. Além disso, as tecnologias de IA e de ML são fundamentais para prever os resultados dos tratamentos de quimioterapia para doenças oncológicas, nomeadamente em casos pediátricos[114].

O impacto da IA e do ML na previsão de complicações relacionadas com a quimioterapia é profundo. Estas ferramentas avançadas oferecem algoritmos que podem ajudar significativamente os médicos nos processos de tomada de decisão relacionados com a gestão das complicações. Embora alguns estudos tenham tirado partido destes métodos, é necessária uma gama mais alargada de investigação centrada nas aplicações de IA em clínicas pediátricas.[114]

Em conclusão, a integração de tecnologias de inteligência artificial (IA) na medicina dentária pediátrica é extremamente promissora para revolucionar a prática clínica, os cuidados aos doentes e a educação. Desde o auxílio no diagnóstico precoce até ao planeamento personalizado do tratamento e à melhoria das estratégias preventivas, a IA apresenta oportunidades inigualáveis para elevar o padrão de cuidados para os pacientes dentários pediátricos. No entanto, a investigação contínua, a colaboração e as considerações éticas são cruciais para aproveitar todo o potencial da IA, garantindo simultaneamente a sua implementação segura e eficaz na prática dentária pediátrica. À medida que a IA continua a evoluir, a sua integração perfeita tem o potencial de remodelar o panorama da odontopediatria, conduzindo, em última análise, a melhores resultados em termos de saúde oral para crianças de todo o mundo.

DESAFIOS DA IA

"É provável que a IA seja a melhor ou a pior coisa a acontecer à humanidade, desde que aprendamos a evitar os riscos. "

- Stephen Hawking

Embora a IA seja bastante promissora, a sua integração na prática médica quotidiana continua a ser limitada. No domínio da medicina dentária, por exemplo, as Redes Neuronais Convolucionais (CNN) começaram a ser adoptadas em contextos de investigação por volta de 2015, centrando-se principalmente na análise de radiografias dentárias. No entanto, só recentemente é que estas tecnologias começaram a transitar para a utilização clínica, marcando os passos iniciais para uma implementação mais alargada.[115] Embora a IA ofereça uma série de benefícios possíveis, existem também vários riscos (Figura 25):

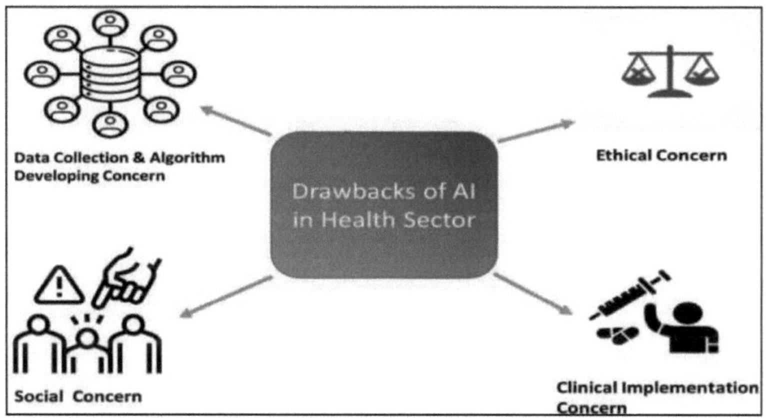

Figura 25: Desvantagens da Inteligência Artificial

Desvantagens da IA

- **Lesões e erros:** - O risco mais óbvio é o facto de os sistemas de IA poderem, por vezes, cometer erros, resultando em danos para qualquer doente ou outros problemas de saúde. Se um sistema de IA sugerir o tratamento errado para um doente, não conseguir detetar um tumor num exame radiológico ou atribuir uma cama de hospital a um doente em vez de outro por ter previsto incorretamente qual o doente que mais beneficiaria, isso pode ter consequências adversas. De facto, no sistema de saúde atual, ocorrem muitos contratempos resultantes de erros médicos, mesmo sem o envolvimento da IA. Há pelo menos duas razões pelas quais os erros de IA podem ser diferentes. Em primeiro lugar, os doentes e os médicos podem reagir de forma diferente aos acontecimentos adversos causados por um mau funcionamento do software do que por um erro humano. Em segundo lugar, se os sistemas de IA se tornarem generalizados, uma falha subjacente num sistema de IA pode causar acontecimentos adversos em grande escala, por oposição ao pequeno número de doentes prejudicados por um erro de um único prestador. Além disso, um dos aspectos mais importantes é o facto de os doentes terem o direito de saber quem deve ser responsável quando estes dispositivos médicos robóticos falham ou cometem erros. A resposta é essencial tanto para os direitos dos doentes como para o mercado de trabalho médico.[116]

- **Disponibilidade de dados:** - São necessários grandes volumes de dados para treinar os sistemas de IA a partir de fontes como registos de saúde electrónicos, registos de farmácias, registos de pedidos de indemnização de seguros ou informações geradas pelo consumidor, como rastreadores de atividade ou histórico de compras. No entanto, as estatísticas de saúde são frequentemente problemáticas. Os dados estão normalmente dispersos por uma variedade de plataformas. Para além da variedade acima referida, os pacientes consultam frequentemente diferentes médicos e transferem as companhias de seguros, o que resulta em dados dispersos por vários sistemas e formatos. Esta fragmentação aumenta o erro, reduz a abrangência do conjunto de dados e aumenta os custos da recolha de dados - o que limita o tipo de entidades capazes de desenvolver uma inteligência artificial eficaz para os cuidados de saúde.[116]

- **Preocupações com a privacidade:** - A procura de grandes conjuntos de dados incentiva os criadores a adquirir esses dados de uma vasta população de doentes. Alguns pacientes podem estar preocupados com o facto de esta recolha violar a sua privacidade e foram instaurados processos judiciais com base na partilha de dados entre grandes organizações de saúde e empresas de IA. Outra forma de a IA se relacionar com a privacidade é: A IA pode prever informações privadas sobre um doente, mesmo que o algoritmo nunca tenha fornecido essas informações. Por exemplo, um sistema de IA pode identificar uma pessoa com a doença de Parkinson simplesmente agitando o rato do computador, mesmo que essa pessoa nunca tenha revelado essa informação a ninguém. Os doentes podem encarar esta situação como uma violação da sua privacidade, especialmente se as deduções do sistema de IA puderem ser acedidas por terceiros, como bancos ou companhias de seguros de saúde, comprometendo potencialmente as suas informações pessoais e sensíveis. Além disso, os meios de comunicação social, como parte da IA, desempenham um papel vital na divulgação de notícias sobre saúde ou aconselhamento médico, especialmente em situações de pandemia.[117]

Estes podem ser aspectos aparentemente positivos da IA. No entanto, a utilização de robôs nos cuidados dentários suscita grandes preocupações quanto à segurança dos dados dos pacientes, que são as seguintes

- o Nos cuidados de saúde, as leis actuais não são suficientes para proteger os dados de saúde de um indivíduo.
- o Os dados clínicos recolhidos pelos robôs podem ser pirateados e utilizados para fins maliciosos que minimizam a privacidade e a segurança.
- o Algumas redes sociais recolhem e armazenam grandes quantidades de dados dos utilizadores, por exemplo, dados sobre a saúde mental dos indivíduos, sem o seu consentimento, o que pode ser útil para o marketing, a publicidade e as vendas destas empresas.
- o Além disso, algumas empresas de testes genéticos e de bioinformática, que não são legais nem controladas de perto, vendem dados de clientes a empresas farmacêuticas e de biotecnologia.[117]

- **Enviesamento e desigualdade:** - Os sistemas de IA aprendem com os dados com que são treinados, o que significa que podem herdar os enviesamentos presentes nesses dados. Por exemplo:
  - o Se os dados de formação forem principalmente provenientes de centros médicos académicos, os sistemas de IA resultantes podem não ter um bom desempenho para os doentes que não visitam habitualmente esses centros.
  - o A IA de reconhecimento de voz utilizada para transcrever notas de encontros pode ter dificuldades quando a raça ou o género do prestador não estão bem representados nos dados de treino.[118]

Em termos mais simples, os enviesamentos na IA podem afetar a forma como esta trata os diferentes grupos de doentes e isto é algo a que temos de estar atentos nos cuidados de saúde.

- **Mudança de distribuição:** - Quando há uma mudança de distribuição, não se trata apenas de alterações nos dados ao longo do tempo, mas também da forma como diferentes factores interagem de novas maneiras. Por exemplo, nos cuidados de saúde, uma mudança de distribuição pode significar que uma doença anteriormente observada predominantemente em adultos mais velhos está agora a afetar

  populações mais jovens devido a alterações ambientais ou do estilo de vida. Os sistemas de IA treinados com base em dados desactualizados podem não reconhecer estas mudanças, conduzindo a diagnósticos errados ou a planos de tratamento ineficazes.[118]
- **Insensibilidade ao impacto:** - Para além dos falsos positivos e dos falsos negativos, a insensibilidade da IA ao impacto estende-se ao contexto mais vasto dos cuidados prestados aos doentes. Por exemplo, um sistema de IA pode identificar corretamente uma doença, mas ignorar factores importantes específicos do doente, como as alergias e o historial de medicação anterior, bem como o contexto socioeconómico, que podem ter um impacto significativo nos resultados do tratamento. Esta falta de compreensão holística pode resultar em decisões de tratamento que não são as melhores.[118]

- **Tomada de decisões em caixa negra:** - A opacidade dos processos de tomada de decisões da IA pode criar desafios para garantir a responsabilização e a transparência. Sem explicações claras sobre a forma como as decisões são tomadas, é difícil para os prestadores de cuidados de saúde confiarem plenamente nas recomendações da IA.

Além disso, os sistemas de IA de caixa negra podem perpetuar os preconceitos presentes nos dados de formação, conduzindo a disparidades na prestação de cuidados em diferentes grupos demográficos.[119]

- **Modo de falha inseguro:** - Ao contrário dos seres humanos, que podem aplicar o seu discernimento e intuição em situações incertas, os sistemas de IA podem ter dificuldades quando confrontados com informações incompletas ou contraditórias. Isto pode resultar em decisões demasiado conservadoras, que conduzem a intervenções desnecessárias, ou demasiado arriscadas, que podem causar danos aos doentes. O desenvolvimento de sistemas de IA com uma quantificação robusta da incerteza e a tomada de decisões em quadros de incerteza é crucial para mitigar estes modos de falha inseguros.
- **Complacência na automatização:** - A dependência excessiva das ferramentas de IA pode resultar em complacência entre os profissionais de saúde, diminuindo as suas capacidades de pensamento crítico e de julgamento clínico. Isto pode ser particularmente arriscado em situações em que a IA faz recomendações com base em avaliações probabilísticas, uma vez que os médicos podem ignorar casos isolados ou nuances que exigem abordagens de cuidados personalizados.[119]
- **Reforço de práticas obsoletas:** - Os sistemas de IA treinados com base em dados históricos podem inadvertidamente reforçar preconceitos ou práticas médicas obsoletas. Por exemplo, se os dados históricos contiverem disparidades na prestação de cuidados de saúde com base na raça ou no género, os modelos de IA podem aprender e perpetuar estas bases, conduzindo a desigualdades no diagnóstico e no tratamento. A monitorização contínua e a atualização dos modelos de IA com dados diversificados e representativos são essenciais para mitigar estes riscos.[120]

- **Previsão auto-realizável:** - O fenómeno das previsões auto-realizáveis na IA sublinha a importância da validação e calibração contínuas. Se um modelo de IA for demasiado confiante nas suas previsões ou tendencioso em relação a determinados resultados, pode criar um ciclo de feedback em que as previsões do modelo se alinham com as suas expectativas e não com a realidade objetiva. Esta situação pode ser atenuada através de testes rigorosos, validação e avaliação contínua do desempenho do modelo em contextos reais[120].
- **Efeitos secundários negativos:** - Os sistemas de IA podem ignorar os potenciais efeitos secundários negativos dos tratamentos que recomendam, concentrando-se apenas na otimização de objectivos predefinidos. Por exemplo, um sistema de recomendação de prescrição orientado por IA pode dar prioridade à redução dos sintomas mas não ter em conta o impacto a longo prazo dos medicamentos no bem-estar ou na qualidade de vida do doente. A integração de considerações éticas e de resultados centrados no doente no desenvolvimento e na aplicação da IA é crucial para resolver estes efeitos secundários negativos.[121]
- **Hacking de recompensas:** - Os sistemas de IA, impulsionados por algoritmos de otimização, podem explorar lacunas ou enviesamentos nas estruturas de recompensa para maximizar as suas métricas de desempenho sem melhorar genuinamente os resultados dos doentes. Isto pode levar a práticas enganosas em que a IA parece ser bem sucedida com base em métricas, mas não consegue produzir benefícios significativos na prática. A conceção de sistemas de recompensa que se alinham com melhorias genuínas nos cuidados aos doentes e nos resultados centrados nos doentes pode ajudar a mitigar este risco.[121]
- **Exploração insegura:** - Os sistemas de IA, especialmente os concebidos para a

tomada de decisões autónomas ou para a exploração em ambientes complexos, podem envolver-se inadvertidamente em comportamentos inseguros. Por exemplo, um sistema de IA encarregado de otimizar a afetação de recursos hospitalares pode recomendar acções que comprometam a privacidade dos doentes ou violem as orientações éticas. A implementação de mecanismos de segurança robustos, diretrizes éticas e supervisão humana é essencial para evitar a exploração insegura em sistemas de IA.

- **Supervisão não escalável:** - À medida que os sistemas de IA se integram cada vez mais nos fluxos de trabalho dos cuidados de saúde e nos processos de tomada de decisão, garantir uma supervisão escalável torna-se um desafio significativo. Os mecanismos de supervisão tradicionais podem ter dificuldade em acompanhar os rápidos avanços e a implantação da IA nos cuidados de saúde. O desenvolvimento de ferramentas de monitorização automatizadas e escaláveis, de quadros de governação e de mecanismos de responsabilização é essencial para manter a confiança, a segurança e a conformidade regulamentar nos sistemas de cuidados de saúde orientados para a IA.[121]
- **Consulta médica, empatia e simpatia:** - A integração da inteligência artificial (IA) em todas as áreas dos cuidados de saúde parece difícil e impossível. Devido às emoções exclusivamente humanas, os seres humanos e os robôs médicos podem não evoluir em conjunto num curto espaço de tempo. Os médicos e outros prestadores de cuidados de saúde devem consultar os seus colegas ou prestar-lhes aconselhamento, o que não é possível em sistemas autónomos (robóticos). Por outro lado, parece pouco provável que os doentes aceitem relações médicas "máquina-homem" em vez de "homem-homem". Espera-se que os médicos e os

enfermeiros prestem tratamento num ambiente de empatia e compaixão, o que afectará significativamente o processo de cura dos doentes. Este objetivo nunca poderá ser alcançado com médicos e enfermeiros robotizados. Os doentes perderão a empatia, a bondade e o comportamento adequado quando lidarem com médicos e enfermeiros robotizados, porque estes robots não possuem atributos humanos como a compaixão. Este é um dos aspectos negativos mais significativos da inteligência artificial na ciência médica. Por exemplo: Em Obstetrícia e Ginecologia, qualquer exame clínico requer um sentido de compaixão e empatia, o que não será conseguido com médicos robotizados.[122]

É de salientar que, devido à adequação única da medicina dentária para aplicações de IA, a sua adoção generalizada está preparada para trazer benefícios significativos. Eis como:

1. **Natureza centrada na imagem:** Em medicina dentária, as imagens têm uma importância primordial ao longo de todo o percurso dentário de um paciente, desde o rastreio inicial até ao planeamento e execução do tratamento.
2. **Fontes de dados ricas:** A medicina dentária utiliza regularmente várias modalidades de imagiologia da mesma região anatómica de um indivíduo, muitas vezes complementadas por dados não imagiológicos, tais como registos clínicos, historial médico, condições sistémicas e informações sobre medicação. Além disso, os dados são frequentemente recolhidos em vários pontos temporais, proporcionando uma fonte rica de informações longitudinais. A IA está preparada para integrar e correlacionar eficazmente estes diversos conjuntos de dados, melhorando a precisão do diagnóstico, as capacidades de previsão e os processos de tomada de decisões.

3. Prevalência das doenças dentárias: Muitas condições dentárias, incluindo cáries, lesões apicais e perda óssea periodontal, são relativamente comuns. Esta abundância de casos facilita a criação de conjuntos de dados com um elevado número de instâncias "afectadas", exigindo apenas esforços modestos para a compilação do conjunto de dados.[123] Apesar destas condições vantajosas, a integração generalizada da IA na

A prática dentária de rotina tem sido surpreendentemente limitada. Tal deve-se principalmente a despesas mais elevadas, desafios técnicos e de infra-estruturas, qualidade e disponibilidade dos dados, questões éticas e necessidade de atualização contínua, salientando assim a necessidade de uma maior exploração e implementação no terreno.

A próxima década determinará se as grandes expectativas em relação às aplicações de IA serão satisfeitas ou se um novo inverno da IA irá diminuir as esperanças. Na medicina dentária, a integração bem sucedida da IA depende da superação de desafios éticos, regulamentares e práticos, particularmente no que diz respeito à proteção de dados, à segurança e à delegação de decisões médicas críticas em computadores. Apesar destas preocupações, a IA tem o potencial transformador para revolucionar os cuidados de saúde e colmatar as lacunas dos cuidados dentários tradicionais[124].

A medicina dentária, juntamente com a investigação dentária, tem uma responsabilidade crucial em assegurar que a IA contribui para a melhoria dos cuidados dentários. Isto inclui o aumento da qualidade e, simultaneamente, a redução dos custos, o que acaba por beneficiar os doentes, os prestadores de cuidados de saúde e o sistema de saúde no seu conjunto.

CONCLUSÃO

A Inteligência Artificial revolucionou a medicina dentária de três formas principais:

1. Cuidados dentários ligados

A IA detecta padrões e integra sistemas, permitindo a partilha sem falhas de dados dentários a nível mundial. Esta rede interligada amplifica os cuidados prestados aos pacientes, fornecendo aos dentistas um acesso abrangente ao historial dos pacientes e aos planos de tratamento, melhorando a precisão do diagnóstico e os resultados do tratamento.

2. Cuidados preditivos melhorados

A análise avançada de dados permite à IA avaliar a probabilidade e o risco de os indivíduos desenvolverem doenças dentárias, como cáries ou doenças das gengivas. Esta capacidade de previsão permite aos dentistas implementar medidas preventivas e planos de tratamento personalizados, reduzindo, em última análise, a incidência de doenças dentárias.

3. Melhoria da experiência dos doentes e do pessoal

À medida que a tecnologia de IA avança, melhora as experiências tanto dos pacientes como dos profissionais de medicina dentária. Isto inclui a redução dos tempos de espera, a racionalização das tarefas administrativas e o aumento da eficiência global dos consultórios dentários. Os sistemas melhorados de gestão de pacientes e os processos automatizados conduzem a operações mais eficientes e a melhores cuidados para os pacientes.[125]

A integração da IA revolucionou a medicina dentária e os cuidados de saúde ao expandir as suas capacidades. Os algoritmos avançados melhoram a precisão do diagnóstico, permitindo uma deteção precisa e o planeamento do tratamento. Os chatbots melhoram o envolvimento dos pacientes e apoiam a saúde mental. Durante a pandemia da COVID-19, a IA revelou-se vital na prestação de cuidados acessíveis, reduzindo os custos e minimizando os riscos de infeção. A sua rápida adoção realça a sua importância para melhorar a eficiência dos cuidados de saúde e facilitar a acessibilidade. [2]

À medida que a IA remodela os cuidados de saúde, a investigação contínua, a colaboração entre especialistas em IA e profissionais de saúde e uma abordagem cuidadosa da ética são cruciais. Estas tecnologias podem elevar a prestação de cuidados de saúde, melhorar os resultados para os doentes e criar um sistema mais eficiente, acessível e centrado no doente.[10]

Embora a IA nos cuidados de saúde tenha ganho uma força significativa, o valor insubstituível das competências humanas, em particular a empatia e a compaixão, continua a ser necessário e muito valorizado nos contextos dos cuidados de saúde. Os sistemas de IA estão preparados para complementar, em vez de substituir, os clínicos humanos em grande escala, aumentando as suas capacidades para prestar cuidados mais eficazes e personalizados aos doentes. A coexistência da perícia humana e da inovação da IA irá provavelmente definir o futuro panorama dos cuidados de saúde, promovendo um equilíbrio harmonioso entre o avanço tecnológico e os cuidados compassivos.[2]

A IA irá ajudar significativamente a medicina dentária pediátrica. Garantir dados de formação imparciais e algoritmos devidamente treinados é crucial para obter resultados justos e exactos em diversos grupos de pacientes, evitando disparidades nos cuidados de saúde. A IA ajudará na medicina dentária preventiva, de restauração e de diagnóstico. Na medicina dentária pediátrica, a IA é inestimável para identificar e classificar as crianças em grupos de risco, diagnosticar erupções ectópicas precoces e avaliar a idade. Além disso, a IA ajuda a planear e avaliar programas escolares de saúde oral, aumentando a sensibilização das crianças para a sua saúde dentária.[11]

É essencial enfrentar os desafios da proteção de dados, da segurança e da cedência de decisões médicas críticas a computadores. Os profissionais de medicina dentária, investigadores e inovadores têm de garantir que a IA é aproveitada para tornar os cuidados dentários melhores, mais acessíveis e mais equitativos para todos. No entanto, a abordagem de considerações éticas e regulamentares é crucial para garantir que estas inovações dão prioridade ao bem-estar dos doentes e mantêm os mais elevados padrões de cuidados clínicos. A integração estratégica da IA na odontopediatria tem o potencial de transformar o campo. A IA nunca substituirá as clínicas dentárias ou os dentistas pediátricos, mas pode fortalecer significativamente todas as áreas da saúde dentária. Dar prioridade à colaboração, investigação e inovação irá aproveitar todo o potencial da IA para melhorar a saúde oral e o bem-estar das crianças em todo o mundo.

BIBLIOGRAFIA

1. Nguyen TT, Larrivée N, Lee A, Bilaniuk O, Durand R. Utilização da inteligência artificial em medicina dentária: tendências clínicas actuais e avanços na investigação. J Can Dent Assoc. 2021;87(l7):1488-2159.
2. Ding H, Wu J, Zhao W, Matinlinna JP, Burrow MF, Tsoi JK. Inteligência artificial em medicina dentária - uma revisão. Front Dent Med. 2023;4(1):2-4.
3. Babu A, Onesimu JA, Sagayam KM. Inteligência artificial em odontologia: conceitos, aplicações e desafios de pesquisa. Int Reg Sci Rev. 2021;297(3):2-6.
4. Tatnall A. História dos computadores: desenvolvimento de hardware e software. Encyclopedia of Life Support Systems. 3a ed. Melbourne: Data Publishing; 2012.
5. Amri MM, Abed SA. O futuro dos cuidados de saúde orientado para os dados: uma revisão. Mes J Big Data. 2023;23(1):68-74.
6. Gharagozloo F, Tempesta B, Meyer M, Nguyen D, Gruessner S, Redan J. História da cirurgia robótica. Nova Iorque: Springer International Publishing; 2021.
7. Fish L. Utilizar a tecnologia robótica para colocar implantes dentários. J Oral Maxillofac Surg. 2023;81(7):802-3.
8. Poplin R, Varadarajan AV, Blumer K, Liu Y, McConnell MV, Corrado GS et al. Previsão de factores de risco cardiovascular a partir de fotografias do fundo da retina através de aprendizagem profunda. Nat Biomed Eng. 2018;2(3):158-64.
9. Priya T, Baisoya T, Srivastava R, Jain M, Arshad AH, Jain V. Inteligência Artificial: Os limites imensuráveis em odontopediatria. Int J Early Child Spec. 2022;14(7):300-5.
10. Vishwanathaiah S, Fageeh HN, Khanagar SB, Maganur PC. Artificial intelligence its uses and application in pediatric dentistry: a review. J Biomed. 2023;11(3):3- 19.

11. Mahajan K, Kunte SS, Patil KV, Shah PP, Shah RV, Jajoo SS. Inteligência artificial em odontopediatria - uma revisão sistemática. J Dent Res. 2023;10(1):7-1 2.

12. Ciaburro G, Venkateswaran B. Neural Networks with R: Smart models using CNN, RNN, deep learning and artificial intelligence principles. Birmingham: Packt Publishing Ltd; 2017.

13. Brahmi W, Jdey I, Drira F. Explorar o papel das Redes Neuronais Convolucionais (CNN) na segmentação de radiografias dentárias: A comprehensive Systematic Literature Review. J Eng Appl Artif Intell. 2024;133(5):3-18.

14. Musri N, Christie B, Ichwan SJ, Cahyanto A. Algoritmos de redes neurais convolucionais de aprendizagem profunda para a deteção e diagnóstico precoce de cáries dentárias em radiografias periapicais: Uma revisão sistemática. J Imaging Sci Dent. 2021;51(3):237- 42.

15. Brodie M. Applied data science: Lições aprendidas para os negócios orientados por dados. Nova Iorque: Springer International Publishing; 2019.

16. Riahi Y, Riahi S. Big data e análise de big data: Conceitos, tipos e tecnologias. Int J Res Eng. 2018;5(9):524-8.

17. Carrillo-Perez F, Pecho OE, Morales JC, Paravina RD, Della Bona A, Ghinea R et al. Aplicações da inteligência artificial em medicina dentária: A comprehensive review. J Esthet Restor Dent. 2022;34(1):259-80.

18. Naeimi SM, Darvish S, Salman BN, Luchian I. Artificial Intelligence in Adult and Pediatric Dentistry: A Narrative Review. J Bioeng. 2024;11(5):8-11.

19. Bindushree V, Sameen RJ, Vasudevan V, Shrihari TG, Devaraju D, Mathew NS. Inteligência artificial: Na odontologia moderna. J Dent Res. 2020;7(1):27-31.

20. Shan T, Tay FR, Gu L. Aplicação de inteligência artificial em odontologia. J Dent Res. 2021;100(3):232-44.

21. Brickley MR, Shepherd JP, Armstrong RA. Neural networks: a new technique for development of decision support systems in dentistry (Redes neurais: uma nova técnica para o desenvolvimento de sistemas de apoio à decisão em medicina dentária). J Dent. 1998;26(4):305-9.

22. Perlovsky LI. Neural mechanisms of the mind, Aristotle, Zadeh, and fMRI (Mecanismos neurais da mente, Aristóteles, Zadeh e fMRI). J Trans Neural Netw. 2010;21(5):718-33.

23. Kaul V, Enslin S, Gross SA. História da inteligência artificial na medicina. J Gastrointest Endos. 2020;92(4):807-12.

24. Weizenbaum J. ELIZA - um programa de computador para o estudo da comunicação em linguagem natural entre o homem e a máquina. J Commun. 1966;9(1):36-45.

25. Hendler J. Evitar outro inverno da IA. Intell Syst. 2008;23(2):2-4.

26. François-Lavet V, Henderson P, Islam R, Bellemare MG, Pineau J. Uma introdução à aprendizagem por reforço profundo. J Found Trend Mach Learn. 2018;11(3):219-354.

27. Liebowitz J. Sistemas periciais: Uma breve introdução. Eng Fract Mech. 1995;50(5):601-7.

28. Boesecke R. Robô assistente para implantologia dentária. Berlim/Heidelberg, Alemanha: Springer International Publishing; 2001.

29. Xu Y, Liu X, Cao X, Huang C, Liu E, Qian S et al. Artificial intelligence: Um paradigma poderoso para a investigação científica. Int J Innov. 2021;2(4):3-16.

30. Russell S, Bohannon J. Artificial intelligence. Receios de um pioneiro da IA. J Life

Sci Lit. 2015;349(1):252-3.

31. Mahesh B. Algoritmos de aprendizagem automática - uma revisão. Int J Sci Res. 2020;9(1):381-6.

32. Rajoub B. Biomedical signal processing and artificial intelligence in healthcare (Processamento de sinais biomédicos e inteligência artificial nos cuidados de saúde). Cambridge: Academic Press; 2020.

33. Sutton RS, Barto AG. Aprendizagem por reforço. J Cogn Neurosci. 1999;11(1):126-3 4.

34. Matsuo Y, LeCun Y, Sahani M, Precup D, Silver D, Sugiyama M et al. Aprendizagem profunda, aprendizagem por reforço e modelos mundiais. J Neural Netw. 2022;152(1):267-75.

35. LeCun Y, Bengio Y, Hinton G. Aprendizagem profunda. Nat Commun. 2015;521(1):436- 44.

36. Zou J. Artificial Neural Networks (Redes Neuronais Artificiais). Nova Iorque: Springer International Publishers; 2009.

37. Li Z, Liu F, Yang W, Peng S, Zhou J. A survey of convolutional neural networks: analysis, applications and prospects. Trans Neural Netw Learn Syst. 2021;33(12):6999-7019.

38. Caterini AL, Chang DE. Deep neural networks in a mathematical framework. Berlim/Heidelberg, Alemanha: Springer International Publishing; 2018.

39. Shewalkar A, Nyavanandi D, Ludwig SA. Avaliação do desempenho de redes neurais profundas aplicadas ao reconhecimento da fala: RNN, LSTM e GRU. J Artif Intell Soft Comput Res. 2019;9(4):235-45.

40. Lee SJ, Chung D, Asano A, Sasaki D, Maeno M, Ishida Y et al. Diagnóstico do

prognóstico dentário utilizando inteligência artificial. J Diagn. 2022;12(6):1-9.

41. Schwendicke FA, Samek W, Krois J. Inteligência artificial em medicina dentária: oportunidades e desafios. J Dent Res. 2020;99(7):769-74.

42. Alexander B, John S, Aralamoodu PO. Inteligência artificial em medicina dentária: Conceitos actuais e uma espreitadela no futuro. Int J Adv Res. 2018;6(12):1105-8.

43. Asiri AF, Altuwalah AS. O papel da inteligência artificial neural no diagnóstico e planeamento do tratamento em endodontia: Uma revisão qualitativa. Saudi Dent J. 2022;34(4):270-81.

44. Lee JH, Kim DH, Jeong SN, Choi SH. Deteção e diagnóstico de cáries dentárias utilizando um algoritmo de rede neural convolucional baseado em aprendizagem profunda. J Dent. 2018;77(1):106-11.

45. Kühnisch J, Meyer O, Hesenius M, Hickel R, Gruhn V. Deteção de cáries em imagens intra-orais utilizando inteligência artificial. J Dent Res. 2021;101(2):158-65.

46. Schwendicke F, Rossi JG, Gostemeyer G, Elhennawy K, Cantu AG, Gaudin R et al. Custo-eficácia da inteligência artificial para a deteção de cáries proximais. J Dent Res. 2021;100(4):369-76.

47. Hung K, Montalvao C, Tanaka R, Kawai T, Bornstein MM. A utilização e o desempenho de aplicações de inteligência artificial em radiologia dentária e maxilofacial: Uma revisão sistemática. Dentomaxillofac Radiol. 2020;49(1):2-9.

48. Fukuda M, Inamoto K, Shibata N, Ariji Y, Yanashita Y, Kutsuna S et al. Avaliação de um sistema de inteligência artificial para a deteção de fracturas radiculares verticais em radiografias panorâmicas. J Oral Radiol. 2020;36(1):337-43.

49. Aminoshariae A, Kulild J, Nagendrababu V. Inteligência artificial em endodontia: aplicações actuais e direcções futuras. J Endod. 2021;47(9):1352-7.

50. Hiraiwa T, Ariji Y, Fukuda M, Kise Y, Nakata K, Katsumata A et al. Um sistema de inteligência artificial de aprendizagem profunda para avaliação da morfologia radicular do primeiro molar inferior em radiografia panorâmica. Dentomaxillofac Radiol. 2019;48(3):4-9.
51. Lahoud P, EzEldeen M, Beznik T, Willems H, Leite A, Van Gerven A et al. Artificial intelligence for fast and accurate 3-dimensional tooth segmentation on cone-beam computed tomography. J Endod. 2021;47(5):827-35.
52. Seidberg BH, Alibrandi BV, Fine H, Logue B. Investigação clínica da medição dos comprimentos de trabalho dos canais radiculares com um dispositivo eletrónico e com sentido digital-tátil. J Am Dent Assoc. 1975;90(2):379-87.
53. Saghiri MA, Asgar K, Boukani KK, Lotfi M, Aghili H, Delvarani A et al. Uma nova abordagem para localizar o forame apical menor usando uma rede neural artificial. Int Endod J. 2012;45(3):257-65.
54. Campo L, Aliaga IJ, De Paz JF, García AE, Bajo J, Villarubia G et al. Previsões de retratamento em odontologia por meio de sistemas CBR. Comput Intell Neurosci. 2016;39(1):1-8.
55. Nimbulkar G, Keshwani H, Katakwar T, Chhabra KG, Deolia S, Reche A. Artificial Intelligence: A Dental Odyssey. Indian J Forensic Med Toxicol. 2020;14(4):6776-81.
56. Singi SR, Sathe S, Reche AR, Sibal A, Mantri N. Braço alargado de precisão em prótese dentária: Inteligência artificial. Cureus J Med Sci. 2022;14(11):3-9.
57. Zhang B, Dai N, Tian S, Yuan F, Yu Q. O método de extração da linha de margem de preparação do dente com base no S-Octree CNN. Int J Numer Method Biomed Eng. 2019;35(10):32-65.
58. Liu J, Zhang C, Shan Z. Aplicação da inteligência artificial em ortodontia: estado

atual e perspectivas futuras. Int J Health. 2023;11(20):2-19.

59. Miragall MF, Knoedler S, Kauke-Navarro M, Saadoun R, Grabenhorst A, Grill FD et al. Face the Future-Artificial Intelligence in Oral and Maxillofacial Surgery. J Clin Med. 2023;12(21):3-10.

60. Santer M, Kloppenburg M, Gottfried TM, Runge A, Schmutzhard J, Vorbach SM et al. Current applications of artificial intelligence to classify cervical lymph nodes in patients with head and neck squamous cell Carcinoma-A systematic review. J Cancer. 2022;14(21):2-17.

61. García-Pola M, Pons-Fuster E, Suárez-Fernández C, Seoane-Romero J, Romero-Méndez A, López-Jornet P. O papel da inteligência artificial no diagnóstico precoce do cancro oral. A scoping review. J Cancer. 2021;13(18):1-22.

62. Scott J, Biancardi AM, Jones O, Andrew D. Inteligência artificial em periodontologia: uma revisão de escopo. Dent J. 2023;11(2):3-21.

63. Ozden FO, Ozgonenel O, Ozden B, Aydogdu AH. Diagnóstico de doenças periodontais utilizando diferentes algoritmos de classificação: Um estudo preliminar. Niger J Clin Prac. 2014;18(3):416-21.

64. Aberin ST, de Goma JC. Deteção de doença periodontal utilizando redes neurais convolucionais. Dent J. 2018;10(1):1-6.

65. Balaei A, Alharthi HM, Alghamdi WM, Alsenbel YM, Shahin SY, Barouch KK et al. Uma abordagem baseada na aprendizagem profunda para a deteção de sinais precoces de gengivite em pacientes ortodônticos utilizando redes neurais convolucionais baseadas em regiões mais rápidas. Int J Environ Res Public Health. 2017;17(22):2-9.

66. Lee JH, Kim DH, Jeong SN, Choi SH. Diagnóstico e previsão de dentes

periodontalmente comprometidos usando um algoritmo de rede neural convolucional baseado em aprendizado profundo. J Periodontal Implant Sci. 2018;48(2):114-23.

67. Krois J, Ekert T, Meinhold L, Golla T, Kharbot B, Wittemeier A et al. Aprendizagem profunda para a deteção radiográfica da perda óssea periodontal. Sci Rep. 2019;9(1):1-5.

68. Kim J, Lee HS, Song IS, Jung KH. DeNTNet: Rede de transferência neural profunda para a deteção de perda óssea periodontal usando radiografias dentárias panorâmicas. Sci Rep. 2018;9(1):2-8.

69. Chang HJ, Lee SJ, Yong TH, Shin NY, Jang BG, Kim JE et al. Método híbrido de aprendizagem profunda para diagnosticar automaticamente a perda óssea periodontal e a periodontite em fase. Sci Rep. 2020;10(1):16-28.

70. Nakhleh MK, Amal H, Jeries R, Broza YY, Aboud M, Gharra A et al. Diagnóstico e classificação de 17 doenças em 1404 indivíduos através da análise de padrões de moléculas exaladas. J Am Chem Soc Nano. 2017;11(1):112-25.

71. Rana A, Yauney G, Wong LC, Gupta O, Muftu A, Shah P. Segmentação automatizada de doenças gengivais a partir de imagens orais. Int Dent J. 2017;73(5):724- 30.

72. Feres M, Louzoun Y, Haber S, Faveri M, Figueiredo LC, Levin L et al. Diferenciação baseada em máquina de vetor de suporte entre periodontite agressiva e crónica utilizando perfis microbianos. Int Dent J. 2017;68(1):39-46.

73. Khanagar SB, Vishwanathaiah S, Naik S, Al-Kheraif AA, Divakar DD, Sarode SC et al. Aplicação e desempenho da tecnologia de inteligência artificial em odontologia forense - uma revisão sistemática. Leg Med. 2021;48(1):2-17.

74. Khanna SS, Dhaimade PA. Inteligência artificial: transformando a odontologia hoje.

Indian J Appl Med Res. 2017;6(3):161-7.

75. Bindal P, Bindal U, Lin CW, Kasim NH, Ramasamy TS, Dabbagh A et al. Método neuro-fuzzy para prever a viabilidade de células estaminais tratadas em diferentes condições de tempo e concentração. J Healthc Technol. 2017;25(6):1041-51.

76. Tandon D, Rajawat J, Banerjee M. Presente e futuro da inteligência artificial em medicina dentária. J Oral Biol Craniofac Res. 2020;10(4):391-6.

77. Agrawal P, Nikhade P, Nikhade PP. Inteligência artificial em odontologia: passado, presente e futuro. Cureus J Med Sci. 2022;14(7):1-10.

78. Bag i, Bilgir E, Bayrakdar i§, Baydar O, Atak FM. Um estudo de inteligência artificial: descrição automática de pontos anatómicos em radiografias panorâmicas na população pediátrica. BMC Oral Health. 2023;23(1):8-12.

79. Kim EY, Lim KO, Rhee HS. Modelação preditiva da dor dentária utilizando redes neuronais. Stud Health Technol Inform. 2009;146(1):745-6.

80. Kaya E, Gunec HG, Aydin KC, Urkmez ES, Duranay R, Ates HF. Uma abordagem de aprendizagem profunda para a deteção de germes de dentes permanentes em radiografias panorâmicas pediátricas. Imaging Sci Dent. 2022;52(3):275-81.

81. Caliskan S, Tuloglu N, Celik O, Ozdemir C, Kizilaslan S, Bayrak S. Um estudo piloto de uma abordagem de aprendizagem profunda para a classificação e deteção de dentes decíduos submersos. Int J Comput Dent. 2021;24(1):1-9.

82. Kilic MC, Bayrakdar IS, Çelik O, Bilgir E, Orhan K, Aydin OB et al . Sistema de inteligência artificial para deteção e numeração automática de dentes decíduos em radiografias panorâmicas. Dentomaxillofac Radiol. 2021;50(6):3-8.

83. Anthonappa RP, King NM, Rabie AB, Mallineni SK. Fiabilidade das radiografias panorâmicas na identificação de dentes supranumerários em crianças. Int J Paediatr

Dent. 2012;22(1):37-43.

84. Ahn Y, Hwang JJ, Jung YH, Jeong T, Shin J. Sistema automatizado de classificação de mesiodens utilizando a aprendizagem profunda em radiografias panorâmicas de crianças. J Diagn. 2021;11(8):1-9.

85. Najjar R. Redefining radiology: a review of artificial intelligence integration in medical imaging. J Diagn. 2023;13(17):2-25.

86. Kuwada C, Ariji Y, Fukuda M, Kise Y, Fujita H, Katsumata A et al. Sistemas de aprendizagem profunda para detetar e classificar a presença de dentes supranumerários impactados na região do incisivo superior em radiografias panorâmicas. J Oral Surg Oral Med Oral Pathol Oral Radiol. 2020;130(4):464-9.

87. Ha EG, Jeon KJ, Kim YH, Kim JY, Han SS. Deteção automática de mesiodens em radiografias panorâmicas usando inteligência artificial. Sci Rep. 2021;11(1):2-6.

88. Almeida-Marques M, Ingold MM, da Silva-Junior AF, Franco A, Junqueira JL, Oenning AC. Radiografia panorâmica vs. TCFC na avaliação das raízes dos terceiros molares superiores. J Med Flum. 2023;59(11):1-10.

89. Zhu H, Yu H, Zhang F, Cao Z, Wu F, Zhu. Segmentação automática e deteção de erupção ectópica dos primeiros molares permanentes em radiografias panorâmicas baseadas em nnU-Net. Int J Paediatr Dent. 2022;32(6):785-92.

90. Liu J, Liu Y, Li S, Ying S, Zheng L, Zhao Z. Deteção assistida por inteligência artificial da erupção ectópica dos primeiros molares superiores com base em radiografias panorâmicas. J Dent. 2022;125(1):3-20.

91. Alkass K, Buchholz BA, Ohtani S, Yamamoto T, Druid H, Spalding KL. Estimativa da idade em ciências forenses: aplicação de racemização combinada de ácido aspártico e análise de radiocarbono. J Mol Cell Proteom. 2010;9(5):1022-30.

92. Zaborowicz M, Zaborowicz K, Biedziak B, Garbowski T. Modelagem neural de aprendizado profundo como um método preciso na avaliação da idade cronológica de crianças e adolescentes usando parâmetros dentários. Sens J. 2021;22(2):1-13.
93. Bunyarit SS, Jayaraman J, Naidu MK, Yuen Ying RP, Nambiar P, Asif MK. Dental age estimation of Malaysian Chinese children and adolescents (Estimativa da idade dentária de crianças e adolescentes chineses da Malásia): Método de Chaillet e Demirjian revisitado usando rede neural artificial de perceptron multicamadas. Aus J Forensic Sci. 2020;52(6):681-98.
94. Lee YH, Won JH, Auh QS, Noh YK. Previsão de faixa etária com parâmetros radiomorfométricos panorâmicos usando algoritmos de aprendizado de máquina. Sci Rep. 2022;12(1):2-12.
95. Liu H, Hays R, Wang Y, Marcus M, Maida C, Shen J et al. Desenvolvimento de formulário curto para avaliação de resultados relatados pelo paciente em saúde bucal em crianças e adolescentes. Qual Life Res. 2018;27(2):1599-611.
96. Wang Y, Hays RD, Marcus M, Maida CA, Shen J, Xiong D et al. Desenvolvimento de kits de ferramentas de avaliação da saúde oral das crianças utilizando algoritmo de aprendizagem automática. J Clin Trans Res. 2020;5(3):233-43.
97. Gajic M, Vojinovic J, Kalevski K, Pavlovic M, Kolak V, Vukovic B et al. Análise do impacto da saúde oral na qualidade de vida dos adolescentes utilizando métodos estatísticos padrão e algoritmos de inteligência artificial. Children. 2021;8(12):1-9.
98. Carter K, Landini G, Walmsley AD. Quantificação automatizada da acumulação de placa dentária utilizando imagens digitais. J Dent. 2004;32(1):623-8.
99. You W, Hao A, Li S, Wang Y, Xia B. Deteção de placa dentária baseada em aprendizagem profunda em dentes primários: uma comparação com avaliações

clínicas. BMC Saúde Oral. 2020;20(2):1-7.

100. Adam R. Apresentando a escova de dentes eléctrica Oral-B iO: tecnologia de rotação oscilante da próxima geração. Int Dent J. 2020;70(1):1-6.

101. Baliga SM. Inteligência artificial - A próxima fronteira na medicina dentária pediátrica. J Indian Soc Pedod Prev Dent. 2019;37(4):315-22.

102. Anil S, Anand PS. Cáries na primeira infância: Prevalência, factores de risco e prevenção. Front Pediatr. 2017;5(2):1-5.

103. Zaorska K, Szczapa T, Borysewicz-Lewicka M, Nowicki M, Gerreth K. Prediction of early childhood caries based on single nucleotide polymorphisms using neural networks. Genes. 2021;12(4):2-23.

104. Park YH, Kim SH, Choi YY. Prediction Models of Early Childhood Caries Based on Machine Learning Algorithms (Modelos de Previsão de Cáries na Primeira Infância Baseados em Algoritmos de Aprendizagem Automática). Int J Environ Res Public Health. 2021;18(16):1-9.

105. Koopaie M, Salamati M, Montazeri R, Davoudi M, Kolahdooz S. Salivary cystatin S levels in children with early childhood caries in comparison with caries-free children; statistical analysis and machine learning. BMC Oral Health. 2021;21(1):2-10.

106. Pang L, Wang K, Tao Y, Zhi Q, Zhang J, Lin H. Um novo modelo de previsão do risco de cárie em adolescentes utilizando um algoritmo de aprendizagem automática baseado em factores ambientais e genéticos. Front Genet. 2021;12(10):4-10.

107. Ramos-Gomez F, Marcus M, Maida CA, Wang Y, Kinsler JJ, Xiong D et al. Usando um algoritmo de aprendizado de máquina para prever a probabilidade de presença de cárie dentária entre crianças de 2 a 7 anos. Dent J. 2021;9(12):3-11.

108. Revilla-León M, Gómez-Polo M, Vyas S, Barmak AB, Att W, Krishnamurthy VR et al. Artificial intelligence applications in restorative dentistry: Uma revisão sistemática. J Prosthet Dent. 2022;128(5):867-75.

109. Schlickenrieder A, Meyer O, Schonewolf J, Engels P, Hickel R, Gruhn V et al. Deteção e categorização automatizadas de selantes de fissuras a partir de fotografias digitais intra-orais utilizando inteligência artificial. J Diagn. 2021;11(9):2-8.

110. Fahim S, Maqsood A, Das G, Ahmed N, Saquib S, Lal A et al. Realidade aumentada e realidade virtual em odontologia: destaques da pesquisa atual. Appl Sci. 2022;12(8):2-11.

111. Nagarale R, Kadu N, Dhumavat P, Muluk SS, Jamal A. Nano Anestesia e Nano Entrega de Medicamentos - Um Artigo de Revisão. Asian J Dent Sci. 2022;5(4):240-5.

112. Alessa N. Aplicação da Inteligência Artificial em Odontopediatria: Uma Revisão de Literatura. J Pharmacy Bioallied Sci. 2024;10(3):1-3.

113. Hashimoto DA, Witkowski E, Gao L, Meireles O, Rosman G. Inteligência artificial em anestesiologia: técnicas atuais, aplicações clínicas e limitações. J Anesth. 2020;132(2):379-94.

114. Yang Y, Zhang Y, Li Y. Aplicações de inteligência artificial no diagnóstico de oncologia pediátrica. Explor Target Anti-Tumor Ther. 2023;4(1):157-69.

115. Pethani F. Promessas e Perigos da Inteligência Artificial em Odontologia. Aus Dent J. 2021;66(2):124-35.

116. Cestonaro C, Delicati A, Marcante B, Caenazzo L, Tozzo P. Definição de responsabilidade médica quando a inteligência artificial é aplicada em algoritmos de diagnóstico: uma revisão sistemática. Front Med. 2023;10(3):1-10.

117. Yadav N, Pandey S, Gupta A, Dudani P, Gupta S, Rangarajan K. Data privacy in healthcare: Na era da Inteligência Artificial. Ind Dermatol Online J. 2023;14(6):788-92.

118. Matta V, Bansal G, Akakpo F, Christian S, Jain S, Poggemann D et al. Perspectivas diversas sobre o preconceito na IA. J Inf Technol Case Application Res. 2022;24(2):135- 43.

119. De Fine Licht K, De Fine Licht J. Artificial intelligence, transparency and public decision-making: Porque é que as explicações são fundamentais quando se tenta produzir uma legitimidade percebida. AI Soc. 2020;35(4):917-26.

120. Ueda D, Kakinuma T, Fujita S, Kamagata K, Fushimi Y, Ito R et al. Fairness of artificial intelligence in healthcare: review and recommendations. Jpn J Radiol. 2024;42(1):3-15.

121. Liu G, Lai L. Ataques de envenenamento de acções de caixa negra comprovadamente eficientes contra a aprendizagem por reforço. J Adv Neur Inf Process Syst. 2021;34(5):2-10.

122. Morrow E, Zidaru T, Ross F, Mason C, Patel KD, Ream M et al. Tecnologias de inteligência artificial e compaixão nos cuidados de saúde: A systematic scoping review. Front Psychol. 2023;13(1):3-22.

123. Shujaat S, Bornstein MM, Price JB, Jacobs R. Integration of imaging modalities in digital dental workflows-possibilities, limitations, and potential future developments. J Dentomaxillofac Radiol. 2021;50(7):1-6.

124. Chen YW, Stanley K, Att W. Inteligência artificial em medicina dentária: aplicações actuais e perspectivas futuras. Quintessence Int. 2020;51(3):248-57.

125. Sachdeva A. Artificial Intelligence in Dentistry-A Literature Review (Inteligência

Artificial em Odontologia - Uma Revisão da Literatura). Biomed J Sci Tech Res. 2023;51(1):42323-6.

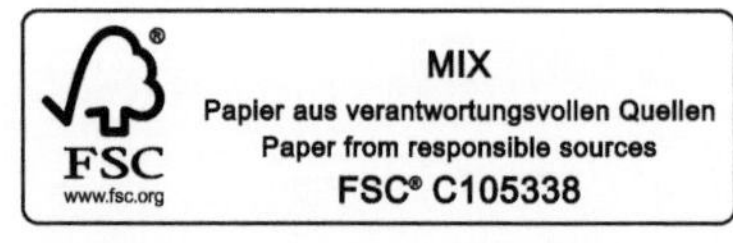

Printed by Books on Demand GmbH, Norderstedt / Germany